JN449075

매스 메이드 심플

매스 메이드 심플

MASS MADE SIMPLE

벌크업을 향한 6주간의 여정

댄 존 지음

김수웅, 김태하, 이제승, 조욱래, 차민기 옮김

대성의학사

역자 서문

이 책은 댄 존의 다른 책들과 마찬가지로 이 책 역시 합리적인 논리에 근거한 매우 간단한 몇 가지 원리로 구성되어 있다.

오랜 기간 코치이자 선수로 활동해온 댄 존은 그간의 경험을 바탕으로 벌크업에 관한 내용을 이번에 선보인다. 벌크업을 위해 필요한 핵심 3요소, 즉 운동법과 영향, 그리고 휴식에 관한 내용을 담고 있다. 이 책에서 댄존은 벌크업에 필요한 요소로 3가지 핵심적인 운동법과 영양, 그리고 휴식에 대한 내용을 제안한다. 그의 논리 전개와 트레이닝 방법은 철학과 실용성, 그리고 단순함에 기초하고 있는데, 이는 다년간의 경험과 고집스러운 지적 탐구의 결과이다. 이것이 바로 그가 북미 지역에서 언제나 최고의 트레이너이자 코치로 손꼽히는 이유이다. 이 책은 매우 실용적인 플랫폼을 제공하여, 벌크업을 하고자 하는 사람이라면 누구나 쉽게 북미 최고 트레이너의 코칭을 따라 할 수 있고, 목표한 효과를 보게 될 것이다.

2017년 3월

김수웅, 김태하, 이제승, 조욱래, 차민기

주의사항

이 책에 포함된 정보는 실제의 의학적 조언이나 진단, 또는 치료를 비롯한 어떤 방법도 대신할 수 없다. 의학적 상태에 대한 조언이나 신체 훈련 계획이 실제 필요하다면 당신의 주치의나 물리치료사, 또는 보증된 건강관리 전문가를 찾아가기 바란다.

차례

01

'벼락 같은 성공', 4개월 만에 40파운드 불리기

수년간 가르치는 일을 해오면서도, 어린 시절의 결심이 나의 인생과 운동선수로서의 경력에 엄청난 영향을 주었다는 것을 깨닫지 못했다. 8월의 끝자락에 걸친 내 생일은 9월에 시작하는 새 학기의 직전이기도 했다.

우리 부모님의 여섯 자녀 중 막내인 나는 어른의 등에 업히지 않을 정도의 나이가 됐고, 이에 따라 유치원으로 향하는 것은 자연스러운 순서였다. 나는 유치원의 우리 반에서 가장 어리고, 성숙함과는 거리가 멀었으며, 때문에 첫 번째 달을 거의 매일 울며 지냈다.

지금 생각해보면 나는 탱크를 좋아했다. 어린 시절 그린 모든 그림에 탱크가 등장했다. 얼마 되지 않는 또렷한 어린 시절 기억 중에 선생님이 나에게 탱크 옆에 있는 무엇인가를 그리라고 했던 것이 떠오른다. 이제야 하는 말이지만 우리 어머니는 그 '무엇'이 아닌 탱크를 그린 내 그림을 보고 선생님을 찾아가야 했다.

그럼에도 불구하고 탱크의 크기와 그 힘에 사로잡혔던 것 같다. 하지만 약하고 여린 아이가 탱크처럼 되기엔 너무 많은 시간이 필요했다. 유럽인의 유전적 유산을 물려받은 다른 소년들이 중학교에 들어가며 수염이 자라는 동안, 나는 고등학교에 들어갈 때까지도 사춘기를 겪지 못하고 있었다. 풋볼을 하던 중학교 3학년 때 118파운드였던 체중은 고등학교 2학년이 되었을 때 고작 130파운드밖에 되지 않았다. 고백하자면, 나는 20대 중반까지 면도를 어쩌다 한 번씩만 했다.

하지만 운동선수가 되고 싶었다. 다행이 나는 '웨이트 트레이닝을 할 필요가 있다'라는 훌륭한 생각이 있었다. 때마침 우리 형제에겐 가까운 친척분이 돌아가시며 남겨준 돈이 있었고, 그 돈을 들고 시어스 백화점(Sears, Roebuck and Company, 약 100년의 역사를 가진 미국의 백화점)으로 가서 110파운드짜리 웨이트 훈련용품 세트를 샀다. 그 덕분에 나는 일찍이 웨이트 트레이닝에 빠져들게 되었다. 솔직히 당시에는 그 큰 15파운드짜리 원판(플레이트)을 들 수 있을까 하는 의문이 들었지만 결국 해내고 말았다. 심지어 더 많이!

매달 잡지가 나올 시기가 가까워지면, 모퉁이에 있는 약국으로 걸어가《Strength and Health》 잡지가 나왔는지 확인하는 것이 월례 행사였다. 그 잡지는 당시의 나에게 최고의 정보이자, 정보를 얻을 수 있는 유일한 방법이었다. 잡지에 따르면 모든 리프터는 영웅 같은 존재였고, 호프만의 하이프로틴(Hi-Proteen, 단백질 파우더) 식품과 에너졸(Energol, 여러 가지 천연 오일 등을 혼합한 것으로 알려진 음료) 음료를 먹고 마셨다. 약물은 나쁜 것이며, 깨끗한 식이가 모든 문제의 해결책이라고 생각했다. 맞다, 나는 너무 어렸고 그것들을 전부 믿었다(변명하자면, 나는 30대가 돼서야 비판적인 사고를 하게 되었다).

나의 리프팅 프로그램은 단순했고, 놀랍게도 지금까지 비슷한 형태를 유지하고 있다. 사우스우드 프로그램(Southwood, 117페이지에 해당 프로그램에 대한 모든 내용이 있음)은 나에게 완벽하게 들어맞았다.

사우스우드 프로그램은 아래의 사항을 기본으로 한다.

- 네 가지 리프팅: 파워 클린, 프런트 스쿼트, 밀리터리 프레스와 벤치 프레스
- 8-6-4회의 단순한 반복 형태
- 작은 그룹으로 묶기. 네 가지 리프팅 모두에서 모든 횟수(18회)를 반복할 수 있게 되면 다음 운동부터 한 단계 높은 무게로 실시

횟수가 줄어드는 형태의 사우스우드 프로그램은 천재적인 발상이었으며, 그것은 1971년 이래로 내 운동 프로그램의 주춧돌이 되었다. 사우스우드의 네 가지 리프팅은 지금까지도 내가 아는 한 뛰어난 운동 수행 능력을 키우는 가장 훌륭한 움직임들이다.

고등학교 시기 내내 벤치 프레스와 사랑에 빠졌다. 조절식 인클라인 벤치 프레스를 사기 위해 일 년이 넘게 모든 동전을 저금하기도 했다. 이맘 때, 내가 가진 원판은 원래 가지고 있던 테드 윌리암스 세트에 이웃들로부터 빌려온 것들이 더해져 꽤 불어나 있었다(바 위에 132와 2분의 1 파운드를 올릴 수 있게 되었다). 거의 매일 아침, 일찍 등교해 벤치 프레스를 조금 하고, 수업을 마친 후 더 많은 벤치 프레스를 했다. 밤이 되면 우리 집 베란다에서 인클라인 벤치 프레스와 몇 가지 다른 운동들로 훈련을 했다.

나는 벤치 프레스의 고수가 되고 말았다! 어느 정도였냐고? 벤치 프레스만큼은 육상팀에서 선두권에 속했던 대학 졸업반 시절보다 고등학교 3학년 때가 더 강했을 정도였다. 나의 벤치 프레스는 정말 강했고, 내가 벤치 프레스 하는 것을 다른 학교의 아이들이 구경하러 오기도 했다.

고등학교 3학년 때 나의 체중은 162파운드였고, 체중의 두 배 정도는 거뜬히 벤치 프레스를 할 수 있었다. 하지만 난 여전히 악에 찬 벤치 머신에 불과했다. 고등학교를 마치고 대학에서의 경쟁을 위해서는 몸집이 더 커져야만 했고, 그것을 위해서 역도를 배워야 한다

는 것을 알고 있었다.

학교 친구 중 한 명으로부터 샌프란시스코에서 역도 대회가 있다는 소식을 듣고, 자동차를 운전해 그곳으로 갔다. 대회 중 쉬는 시간에 화장실에 들렀는데, 캄캄하고 좁은 화장실에서 누군가를 만나게 되었다. 그는 바로 딕 노마이어(Dick Notmayer, 필자의 올림픽 리프팅 코치)였는데 그가 내 인생을 바꾸었다.

딕은 내가 머물던 곳의 언덕 너머에 있는 퍼시피카 바벨 클럽(Pacifica Barbell Club)의 소유주였다. 그는 내게 체육관에 다닐 것을 강하게 권유했으나, 일주일에 25센트나 되는 돈은 나에게 꽤 큰 액수였다. 동전을 모으기 시작한 때부터 딕의 체육관을 다니게 되기 전까지는 체육관 이용료로 돈을 낸다는 것은 상상도 못한 일이었다.

역도 대회에서 그를 만나고 난 후 첫 번째 월요일, 집으로 돌아온 나는 (의문)을 품은 채 체육관을 나가기 시작했다. 딕은 차고의 문을 열고, 나를 안쪽에 있는 기구들로 가득 찬 작은 체육관으로 데리고 갔다. 그날부터 나는 역도를 시작하게 되었다. 일주일 중 사흘은 플랫폼 위에서 클린과 저크, 스내치를 했고, 이틀은 랙으로 걸어 들어가 프런트 스쿼트와 저크를 했다. 오로지 두 가지의 리프팅(인상과 용상)을 위해 三세 시간씩 운동했다. 딕은 밥과 단백질을 더 먹도록 지시했고, 나는 그의 말에 따랐다.

162파운드였던 체중은 네 달 만에 202파운드가 되었다. 한 달로 따지면 10파운드, 일주일에 2.5파운드, 하루에 거의 0.5파운드가 늘어난 셈이다. 근처의 패스트푸드점에서 파는 쿼터 파운드 크기의 햄버거를 떠올려보고, 네 달 동안 그 햄버거 160개가 몸에 쌓인다고 상상해봐라.

고향집에 간 어느 날 저녁, 나의 형제인 개리를 만났다. 오랜만에 만난 개리는 나를 보더니 이렇게 말했다. "이런 젠장!" 이것이 바로 (벌킹) 프로그램이다. 이 시기가 확실히 내 커리어에서 가장 덩치가 커진 때였다. 242파운드의 체급으로 대회에 나가기 위해 준비과정에서 273파운드까지 체중을 불리곤 했었다(하지만 이것만이 전부는 아니다). 그러나 몸 키우기의 비결을 독자를 위해 아래에 적어두었다.

- 기초적인 다관절 바벨 운동의 숙달
- 강해질 것이라는 확신
- (미안한 말이지만) 스쿼트를 제대로 해야 한다는 사실
- 몸 키우기는 짧은 기간에 이루어내는 것이 최고라는 것
- 마지막으로, 몸을 키울 몸과 마음의 준비가 되어 있어야 하며, 벌크업은 아홉 살짜리도 해내는 따위의 것이 아니라는 것

우리는 이 책에서 제지방량에 대해 이야기할 것이라는 사실을 명심해야 한다. 요즘, 몸 불리기를 시도하는 일부 혹은 대부분의 사람들은 나태한 생활습관과 싸구려 설탕 범벅

인 음식을 이용하는 쉬운 길을 택한다. 몸을 불린다는 것은 힘든 도전이다.

한 가지 더 참고할 것이 있다. 스카이라인 대학에 들어갈 때, 나의 체중은 202파운드였다. 하지만 그 후 9개월 동안은 체중이 고작 2파운드 늘었을 뿐이다. 4개월 만에 162파운드에서 202파운드가 되었는데, 그 후 9개월 동안은 거의 정체된 이유는 무엇일까? 원인은 간단했다. 대학에 들어간 후, 밥 코치와 함께 육상을 시작했고, 그는 우리들에게 달리기와 뜀뛰기, 던지기 같은 것들을 하도록 했다. 다시 말하자면, 제지방량을 늘리기 위한 행위 외에 다른 것들을 더 하려고 한다면, 몸은 더 이상 불어나지 않을 것이다.

여기까지가 나의 이야기이자, 일종의 경고였다. 이제부터 나를 따라올 차례이다.

02

몸 불리기의 숨은 원칙들

백만 가지가 넘는 수단이 있지만, 원칙은 얼마 되지 않는다. 원칙을 따르는 사람은 알맞은 수단을 성공적으로 선택하지만, 원칙을 무시하고 수단만을 따르는 사람에게는 필연적으로 문제가 찾아온다.

– 에머슨(Ralph Waldo Emerson, 1803. 5. 25~1882. 4. 27. 보스턴 태생, 시인이자 사상가)

만약 몸을 불리는 방법을 알고 싶다면, 피트니스의 세계에는 그러한 방법이 넘친다는 사실을 직시하라. 온라인 피트니스 포럼에서의 대화는 보통 이런 식으로 이루어진다.

Q. 여어, 멋진 친구들. 체중을 빠르게 많이 늘릴 수 있는 좋은 벌크업 프로그램이 필요해.

아이디 lovetobulkupandcruise2의 댓글:
이런 식으로 해봐. 월요일은 다리, 화요일은 팔, 수요일은 가슴과 등, 목요일에는 팔, 금요일은 쉬고, 토요일은 다시 팔. 쇠질 동지, 일요일은 쉬는 게 좋을 거야.

아이디 biggestgunzinthelargermetropolitanareaofrawlinswyoming의 댓글:
오, 좋은 프로그램이군. 그런데 나라면 화요일과 목요일을 바꾸겠어.

하… 이건 아주 조금 과장했을 뿐이다.

몸을 작게 부위별로 나누어 운동하는 방법을 보통 분할운동이라고 부른다. 오, 물론 그 방법은 실제로 효과가 있다. 하지만 그것은 오직 하나의 '수단'에 불과하다. 원칙에 입각한 몸 키우기는 다음의 네 가지 전제를 바탕으로 이루어진다.

1. 모든 사람은 비슷하지만, 어느 정도의 개별성을 고려해야 한다.

2. 모든 수단을 동시에 동원하는 것은 그중 어떤 것이 효과가 있는지 알기 어렵게 한다.
3. 무게를 들고 충분한 시간을 보내야 한다.
4. 영양 부분에 대한 고려와 수정이 필요하다.

모든 사람은 비슷하지만, 어느 정도의 개별성(차이)을 고려해야 한다

허심탄회하게 이야기해서, 나는 모든 사람이 각자의 명확한 한계를 가지고 있다고 생각한다. 그래도 스포츠 현장에서 뛰고, 지도할 때는 위의 네 가지 원칙을 따른다. 물론 거의 대부분의 사람들은 엇비슷한 한계를 가지기 마련이다. 이에 대해 유명한 작가인 나심 탈레브(Nassim Taleb)의 말을 빌릴 수 있다. 거리를 걷고 있는 어떤 두 사람의 키를 합했을 때 12피트(360센티미터)라면 그 둘의 키는 각각 얼마나 될까라는 질문을 받았을 때, 한 사람의 키가 6피트(180센티미터)를 크게 벗어나지 않는 선에서 대답하는 사람이 대부분일 것이고, 한 사람의 키는 2피트(60센티미터)이고 다른 한 사람의 키는 10피트(300센티미터)라고 예상하는 사람은 거의 없을 것이다.

그렇다. 우리는 모두 인간으로서 고유의 권리를 가진 신의 피조물이다. 하지만 조금 더 솔직해질 필요가 있다. 세상에는 나와 이 책을 읽고 있는 당신보다 강하거나, 빠르거나, 잘생기거나, 예쁜 사람들이 분명히 존재한다. 그렇기 때문에 몸 불리기에서도 이 차이를 이해하고 받아들일 필요가 있다. 1일차에는 A를 하고, 2일차에는 B를 하는 식의 형태로 이루어진 대부분의 몸 불리기 방법은 그 차이를 고려하지 않고 있다. 그런데 신기하게도 그 방법들이 효과적이라는 것이다! 전부 다는 아니지만 말이다. 그러니 다시 원칙으로 돌아가보자.

최근 나는 뛰어난 척추전문가인 스튜어트 맥길 박사와 귀중한 시간을 보냈는데, 그는 내가 스코티시 힙(Scottish hip, 고관절의 관절 구멍이 깊고 전방을 향해 있는 형태: 역자 주)을 가진 것에 대해 언급했다. 그 이야기를 듣자마자 떠오르는 일이 있었다. 몇 년 전, 작은 기구를 이용해 몇 가지 리프팅 자세에서 들어올릴 수 있는 최대 무게를 측정한 적이 있다. 당시 쿼터-스쿼트 자세에서 1,400파운드의 최고치를 기록했다(내가 정말 그 정도를 들어올릴 수 있는지 확신할 수는 없지만 어쨌든 그 기계의 시스템에서는 그러한 결과가 나왔다). 하프-스쿼트 자세로는 255파운드를 기록했다. 이어서 측정한 다음 사람은 두 자세에서 각각 405파운드를 기록했다.

맥길 교수에게 이 이야기를 하자 그는 이렇게 말했다, "당연하죠. 그것이 당신이 케이버 토스와 던지기를 하고 있는 이유인 걸요. 당신의 몸은 그것들에 가장 적합하다고요." 이 분야의 전문가인 맥길 교수는 몇몇 인기 있는 스포츠 종목의 선수들이 작지만 결정적인 차이를 가져오는 신체구조를 가지고 있다는 사실을 상기시켜주었다.

요약하자면 이러하다. 몸의 구조는 변할 리가 없으며, 이는 몸 불리기 프로그램에 영향을 미칠 것이다. 팔다리가 길고 어깨가 좁은 사람이라면 아마도 체중의 두 배가 나가는 무게로 최대반복의 스쿼트를 하기 위해선 몸부림을 쳐야 할 것이다.

변하지 않는 것이 또 있다. 어떤 사람들은 트레드밀 위에서 긴 시간을 보내는 데에 능숙한 반면 트레드밀의 버튼을 한 번씩 다 누르고 나면 지루해지고 마는 나 같은 사람도 있다. 나는 천성적으로 지겹고 반복적인 것을 하지 못한다. 재미있는 사실은 나와 함께 일하는 운동선수들은 무엇인가에 몰두하고, 하나에 매달려 계속 반복하는 일에 능숙하다.

그렇다면 당신은 어떤가? 우두커니 앉아 무엇인가에 10시간을 몰두할 수 있는 사람인가, 아니면 자극이 필요한 사람인가? 이러한 성향들은 훈련에 지대한 영향을 미친다. 만약 운이 좋게도 원 사이즈 핏 올 프로그램(One Size Fits All Program, 한 가지의 보편적인 방법을 제안하는 프로그램)이 당신에게 완벽했다고 하더라도, 대부분의 사람들에게는 큰 도움이 되지 않을 수 있다.

"성공은 자취를 남긴다(success leaves tracks)"는 격언이 사실이라는 것에는 이견이 없다. 몸 불리기의 요점은 올바른 방향으로 이끌 자취를 확실하게 찾는 것이다.

모든 것을 동시에 하는 것은 무엇이 효과적인지 알아차리기 어렵게 한다

만약 나의 코치 경력을 한마디로 표현한다면 이러하다. 단순하게 해, 멍청아(Keep It Simple, Stupid. 약칭 KISS). KISS는 분명 너무 많이 언급되는 상투적인 표현이지만, 거의 모든 성공한 사람들의 비법이라는 것을 부정할 수는 없다.

최근, 부상을 입은 전업 운동선수와 이런 대화를 했다. "어쩌다 다치게 되었어요?" "오, 사실 이러이러한 방법으로 어쩌구 저쩌구…" 아주 많은 수의 뛰어난 운동선수들이 인터넷이나 잡지 등에서 제시하는 새로운 방법을 시도하다가 몸을 망치고, 커리어를 무너뜨린다.

이 대화에서의 가르침은 다음과 같다. 일반적이고 합리적인 방법을 고수하면서, 새로운 것을 추가하는 것은 충분히 신중하게 고려해야 한다.

몸 불리기 프로그램을 실시하려는 사람에게 해야 할 것의 목록이 엄청나게 주어질 수도 있다. 식사 계획, 영양 공급, 그리고 비밀스런 종교의식(?)까지 여러 가지를 해야 한다고 한다. 그렇다면, 그중 어떤 것이 제대로 작용하는가? 그중 어떤 것이 역효과를 낳는가? 과거에 비싼 돈을 지불하고 여러 프로그램을 시도해보았는데, 어떤 것은 여러 훈련 보조 식품을 한 종류씩 공복에 섭취하고 운동을 하는 식이었는데, 한 종류의 보조 식품은 여러 아이템으로 구성되어 있었다. 과연 어떤 것이 작용할 것인가?

어떤 것들은 몇몇 사람들에게 복통을 유발할 수도 있다. 그것들이 고반복의 스쿼트와 혼합된다면, 어쩌면 그것은 (복통을 참는 땀으로 인해) 바닥을 흥건하게 하는 레시피가 될지도 모른다. 그렇기 때문에 몸 불리기 레시피의 재료를 더함에 있어 충분한 고려의 시간을 가져야 한다.

무게를 들고 충분한 시간을 보내야 한다

솔직하게, 이것이 가장 복잡한 원칙이라고 생각한다. 이제야 말하지만, 이 운동들을 반드시 많은 세트와 많은 횟수로 반복해야 한다. 당신이 원하는 어떤 도구로든 말이다.

바벨
머신
케틀벨
샌드백
돌덩이
슬레드(훈련용 중량썰매)

모두가 좋은 도구들이다. 여기서 나열된 것들은 분명 다른 것들보다 좋은 도구들이지만, 더 중요한 것은 '부하'이다. 뒤늦게 알게 된 사실이지만, 내 체중이 가장 많이 늘어났을 때 이용한 무게는 그렇게 무겁지 않았음에도 불구하고, 운동하는 시간만큼은 죽을 맛이었다. 이유가 궁금한가? 나는 원래 손목의 유연성 때문에 프런트 스쿼트를 못했다. 다른 모든 관절들도 잘 따라주지 못하는데 제대로 된 스쿼트를 하려고 하니, 다리는 풀렸고, 팔은 지쳐버렸으며, 등은 고통스러웠다. 내 몸은 아주 가벼운 부하에도 폭발적인 성장을 보였다.

시간 역시 조금 헷갈리는 요소이다. 제대로 된 방법을 선택한다면, 한 가지 운동만으로 어마어마하게 큰 몸을 얻을 수 있다. 데드리프트를 800파운드씩 드는 사람 중, 어설프게 운동하는 사람은 본 적이 없다. 데드리프트 최고 기록을 한 번 실시하는 것은 마라톤을 하는 것보다 훨씬 적은 시간을 필요로 하지만, 운동이 끝난 후의 느낌은 마라톤과 별반 다르지 않다. 아이볼 테스트에서는 키가 크고 팔다리가 긴 사람이 그렇지 않은 사람보다 더 많은 반복과 더 많은 시간을 필요로 한다. 만약 160센티미터의 땅딸막한 체형을 가졌다면 한 번 움직인 너비를 더하는 것이 어렵지 않을 것이다. 반대로 220센티미터의 프로농구 선수라면, 더 많은 시간과 더 많은 반복이 필요할 것이다.

부하 아래에서 넉넉한 시간을 보낼 수 있는 최고의 쉬운 방법이 있다. 슬프게도 두 가지 최고의 방법은 복합 운동과 고반복 스쿼트이다. 왜 슬프냐고? 그 두 가지 모두 당신을 죽여놓을 것이니까! 위가 자극되는 느낌을 느낀다는 것은 성장호르몬이 분비되고 있다는 신호인데, 앞으로 그 공짜 성장호르몬에 행복하다고 느낄 수 있어야 한다.

변칙적인 영양 섭취도 효과적일 수 있다

몸 불리기를 하는 중인 많은 사람들을 보면 안쓰럽다. 사실, 지나고 나서 알았지만 나 스스로도 안쓰러워 보였다. 1970년대 후반, 나는 몸을 키우기 위해 하루에 1갤런의 우유를 마셔댔다(단백질 섭취를 위해서). 이후 나는 유당불내증이 있다는 사실을 알았고, 하루 종일

달고 살았던 가스 폭발(다른 말로는 트름이라고 한다)과 얼굴에 덕지덕지 생겼던 여드름의 원인을 추측할 수 있게 됐다. 사실상 나에게는 독극물과도 같은 것을 꾸준히 마셔왔던 것이다. 요즘의 단백질 파우더 보충제는 우리의 과거보다 수십 배 앞서 있어 더 쉽게 접근할 수 있다.

대부분의 사람들이 가진 목표를 위해 내가 반복해서 말하는 조언이다.

더 많은 단백질을 먹어라.
더 많은 섬유소를 먹어라.
피시오일을 더 복용해라.

이 조언은 모든 스포츠나 운동 목표를 위해 설계한 각각의 프로그램에 들어맞는다. 그렇다 하더라도 조금 더 나아가보자. 매일 배가 터질 때까지 삼켜 넣는 것과 시계를 보는 것만큼 자주 단백질을 섭취하는 것과 같이 대신에 아주 창의적인 여러 가지의 기술들을 만들 것이다.

예를 들면 크레아틴은 몇몇 사람에게는 긍정적인 역할을 하지만 나머지에겐 그렇지 않다. 몸을 불리기 위한 일반적인 접근 방법에서는 처음부터 크레아틴을 섭취하도록 한다. 하지만 우리는 다른 방식으로 할 것이다. 나는 크레아틴에 대한 당신의 개인적인 반응을 확인할 수 있도록 며칠의 시간을 줄 것이다. 아무런 문제가 없다면, 그 과정을 유지한다. 만약 어지럼증이나 통증이 보인다면, 우리는 그 이유를 명확히 알 수 있게 된다.

03

커지는 것, 거대해지는 것, 불어나는 것이 건강에 나쁘지 않을까?

나는 수년간, 장수하기 위해 '해야 할 열 가지 목록!'(원래의 이름은 십계명이지만 겹치는 이름이 있어 바꾸었다)을 작성해왔다. 아래가 그 목록이다.

1. 금연하기
2. 안전벨트하기. 필요하다면 헬멧도 착용하기
3. 넘어지는 연습하고, 회복하기!
4. 단백질 더 많이 먹기
5. 섬유소 더 많이 먹기
6. 물 많이 마시기
7. 피시오일 캡슐 섭취하기
8. 치실 사용하기
9. 관절을 건강하게 유지하기
10. 적당한 근육 만들기

나는 이 목록을 큰 그룹, 작은 그룹, 개인 고객, 수녀, 직업 격투가, 프로 미식축구선수, 올림픽 수준의 운동선수, 조부모님과 아이들 할 것 없이 모두에게 주었다. 내가 생각하기에 이것은 매우 훌륭한 목록이며, 손댈 곳이 없다. 다만, 헬멧에 관련된 항목은 필요에 따라 빼거나 더해도 무방하겠다.

내가 좋아하는 이야기 중 하나는 이 목록들을 상기시켜준다.

지식과 우월감으로 가득한 젊은 학자 하나가 책으로 가득한 가방을 들고 학교에서 고향으로 돌아가고 있었다. 집으로 가는 길에 강을 건너야 해서 나룻배를 타게 되었는데, 뱃사공이 간단한 질문을 했다.

"학교에서 어떤 공부를 하세요?"

젊은 학자는 거만한 투로 귀찮은 듯이 대답했다.

"철학이랑 신학."

"오, 그렇다면 학교에서 수영은 배웠나요?"

"당연히 아니지, 우리들은 중요한 것들의 해답을 찾기 위해 토론한다고."

"그것 참 안됐네요. 지금 이 배가 가라앉고 있어요."

이 짧은 이야기는 우리의 몸을 위해 위의 목록이 꽤 좋다는 것을 말해주고 있다. 우리는 제지방 체중을 늘리는 것이 나쁘다고 하는 이유는 찾기 힘들다(10번 항목의 가치가 바로 이거다). 그렇다면, 문제는 단지 체중만을 늘리는 것이라고 할 수 있겠다.

웬만한 사람들은 뚱뚱해지는 것이 매우 쉽다는 것을 잘 알고 있다. 또한 뚱뚱해지는 것에 일가견(?)이 있는 사람도 주위에 한둘쯤 있을 것이다. 엄청난 양의 설탕이 들어간 음식과 바싹 튀겨낸 먹거리들을 무자비하게 먹고 마시며, 최소한의 생존을 위한 활동만 한다면 쉽게 뚱뚱해질 수 있을 것이다. 이런 식으로 하지 않는다면 정말 감사하겠다. 사실, 제지방 체중을 늘린다는 것은 어려운 일이다. 물론 불가능한 것은 아니지만 제지방 체중을 급격히 늘리는 것은 정말 어렵다.

하지만 앞으로 몇 년 후, 우리는 제지방 체중이 늘어난 증거를 보게 될 것이고, 그것은 '건강한 식단'과 '건강한 몸'에 대한 정의를 다시 하도록 만들 것이다. 제지방 체중을 늘리기 위한 몸 불리기 프로그램은(제지방 체중에 대한 평가는 실제 나이보다는 신체 나이를 기준으로 할 필요가 있다) 기존에 생각했던 것만큼 건강해질 수 있는 방법이다.

체중을 불리고 싶은 사람이라면 지방 공포증을 극복해야만 한다.

두 가지의 경우가 있다. 하나는, 누군가 몸 불리기 프로그램을 시작하면 여기저기서 하는 말들이다. "늘어난 체중이 전부 지방이면 아무 소용없어." 사실이다. 인체는 훌륭한 지방 제조 시설을 가지고 있다. 설탕이 왕창 들어간 음식을 먹고, 텔레비전 앞에 앉아 달콤한 음료수를 마셔라. 그렇게 한다면 세상에서 제지방 체중을 늘리는 것만큼 어려운 일이 없을 것이다.

우리는 또한 우리가 먹는 음식에 포함된 지방을 꺼려한다. 음식 속의 지방은 천천히 변환된다는 것을 알고 있지만, 타이타닉호와 빙산에 대해 꼭 생각해봐야 한다. 그 배는 그다지 빨리 침몰하지 않았다. 나에게 이러한 논쟁에 대비한 강력한 무기는 없지만, 희망찬 몸 불리기 대원들은 지방에 대한 경고를 새겨들어야 한다. 과거 수년간, '좋은', '지방', 그리고 '거짓말' 같은 키워드를 가진 책이 꽤 많이 출간되었는데, 한 번쯤 볼 필요가 있다.

제지방 체중을 늘릴 필요가 있다면, 나에게 좋은 생각, 영감, 프로그램과 올바른 방향으로 인도할 단서들이 있다. 하지만, 여러 사람들과 함께 제지방 체중 늘리기를 반복해서 시도하면서 입증된 것이 하나 있다. 어떤 방법들은 효과적일 테지만, 그렇지 않은 방법도 있을 것이라는 사실이다.

말 그대로, 그것이 이 책에서 최우선시되는 법칙이다. 내가 종종 말하지만, 우습게도 우리는 화초와 아주 비슷하다. 만약에 화초에 진드기가 있고, 10가지의 해충 박멸제를 사용해서 진드기를 전부 없앴다고 해보자(화초가 죽을지도 모르지만…). 자, 10가지 중에 어떤 것이 잘 들었을까? 어떤 것이 독약 같았나? 어떤 것이 도움이 됐을까? 어디가 문제인 것일까?

기존의 몸 불리기 프로그램 대부분이 가진 단점은 한꺼번에 너무 많은 것을 시도한다는 것이다. 첫째 날, 이것도 하고, 저것도 하고, 또 이것도 하고, 또 저것도 하고, 이것도 써보고, 저것도 써본다. 첫주에 절뚝거리게 되고 구토를 하지만 팔이 더 두꺼워졌다면, 이게 제대로 된 것일까?

내가 생각하기에 이것들은 아주 단순하므로 당신에게 필요한 부분을 더해가며 적용할 수 있다. 이것은 꽤나 훌륭한 것들이고, 스포츠 수행 능력을 위한 나만의 네 가지 비밀 원칙을 준 셈이다. 어떤 것이 잘 작용하는지 알게 되면, 그것은 언제가 되었든 유용하게 쓰일 것이다. 그와 반대로 그렇지 않은 일부는… 오 나의 친구여 그것들에 대해 슬퍼하지 말지어다.

다시 말하지만 원칙은 매우 단순하다. 하지만 모든 진실이 그렇듯이 단순한 것이 쉬운 것을 의미하지는 않는다. 즐겨라.

04

시작해보기: 몸 불리기를 위한 마음가짐

목표 설정을 위한 도구들: 몸 불리기의 열쇠

성공을 위해 당신의 방식으로 먹어라!

나는 '성공을 위해 당신의 방식으로 먹어라'라는 제목의 책을 출판해야 할 것 같다. 난 식단, 건강 그리고 요리 코너를 비롯한 서점 구경을 즐기고 음식을 맛있게 만드는 방법이나 음식을 먹지 않는 방법을 접한다. 식단과 관련된 이런저런 책들을 본다면 그 모든 내용은 당신을 살찌울 것이다. 비만을 해결할 수 있는 것 또한 책 선반에 놓여 있는 '그 내용들'이다. 책을 통해 개인적인 성공의 길을 걸으며, 백만장자가 될 때까지 스스로와 소통하는 법을 배울 수 있다. 하지만 심야버스에서 멋진 여성에게 혼잣말 하듯 말을 걸기보다는 (역자 주: 소득이 없이 허무할 것을 의미하는 듯하다) 성공을 위해 당신의 방식으로 먹을 것을 제안한다.

솔직히, 나에겐 성공적으로 먹는 데에 적합한 최고의 세 가지 마음가짐이 있다. 미국의 어마어마한 풍경을 보기 시작한 이후로, 요즘의 미국인에게 먹는다는 것은 별로 희귀한 일이 아니라는 것을 알았다. 라스베가스의 한 뷔페에서 소고기 메뉴 앞에 길게 늘어선 여성들의 줄을 보았고, 그리고 상처받았다. 슬프게도 알포 개사료 먹기 운동 법칙도 그 이름 때문에 고객을 잃었다. 비행기를 탈 때마다, 쿠키 다이어트라고 불리는 광고를 본다. 최근에는 이와 관련한 제품들이 판매되고 있다. 이러한 것들이 당신에게 적용되는 유용한 방법들이라고 해도 당신은 여전히 그것들을 꺼릴 수도 있다.

만약 성공적인 삶과 어떤 목표를 이룰 기회를 가지는 것에 대한 이치가 있다면 바로 아래와 같은 것이리라.

"모든 것을 할 수는 없지만, 일부는 해낼 수 있다."

잠깐 멈춰 앉아 시간을 가져보자. 만약 내가 이 아름다운 지구에 유산을 남길 수 있다면 그것이 바로 '무언가를 하기(Do Something)'가 되도록 바라고 기도할 것이다. 수년간 나의 워크숍에서 성공을 위한 나만의 '비밀' 단어를 전파했다. 그것은 바로 쇼업(Show up: 나타내기)이다. 여기에 '무언가를 하기'를 추가해야겠다.

몸 불리기를 위한 이런 접근 방식에서 우리는 '모든 것'을 하지는 않을 것이다. 기본적인 것들을 조금 더하고, 어떻게 흘러가는지를 볼 것이다. 그러나 한 가지는 꼭 해야 한다. **나타내기!**

1984년에 있었던 단순한 나타내기의 마법에 관련한 일화가 있다. 나는 이틀 동안의 기차여행에서 잠을 한 숨도 못 잔 상태로 터키어 수업을 신청하기 위해 줄을 서 있었다. 내가 했던 것은 오로지 서 있는 것이기 때문에 그 상황을 상상하기 쉬울 것이다. 줄을 서본 기억이 있다면 그때를 떠올리면 된다.

등록 데스크 뒷편에 있던 한 남자가 전화기를 부술 듯 내려놓으며 나를 보고 물었다. "당신, 1,500불을 갖고 싶어요?" 나의 대답은 "오, 그럼요." 나보다 좋은 성적을 받은 학생이 나타나지 않아 생긴 일이었다. 그로부터 3분 후, 그 줄에 서 있었다는 이유만으로 장학금 1,500불을 받게 되었다.

만약 당신이 국내 챔피언이 되고 싶다면, 경기장에 제 시간에 도착해야 함은 말할 필요도 없다. 만약 당신이 결혼을 하기로 마음먹었고, 결혼식이 11시에 시작한다면? 그 시간에 그곳에 있어야 한다. 나타나는 것은 삶에서 성공의 단추인 데 비해 낮게 평가 되어 있다.

물론, 나타내기는 시작에 불과하다. 그다음 스텝은 무언가를 하는 것이다. 다른 사람들의 목표 설정을 위해 상담/멘토/코치/강사/도우미의 역할을 할 때, 각각의 삶에서 목표의 큰 틀을 잡는 것이 단 몇 분밖에 걸리지 않는 경우는 허다하다. 경고하는데, 정말 이룰 수도 있기 때문에 목표를 설정할 때 주의하기 바란다. 목표 설정을 도울 때 대부분의 경우에서 이런 상황이 벌어지곤 하는데, 목표를 가득히 쓴 종이를 든 사람이 미소를 머금고 이렇게 묻는다, "음, 그럼 이제 내가 무엇을 해야 하죠?"

무언가를 해라.

쓰기 쉽다. 읽기 쉽다. 그렇다면 하기도 쉽다. 문제는 대부분의 사람들이 빅뱅이 일어난 직후처럼 거창하고 복잡하게 목표를 적는다는 것이다. 학위를 받고 싶은가? 그러면 먼저 등록을 하고, 주차증을 끊고, 학교식당을 알아놓고, 학교 이름이 적힌 티셔츠를 사고, 재미난 경험들을 함께할 평생 친구를 사귀고, 배낭여행을 가고, 위대한 미국 소설에 대해 쓰고 잃어버리기도 하며, 요약본 책으로 쉽게 독서도 해보고… 이봐, 할 것이 엄청 많다! 누군가 나에게 대학에 대해 말한다면, 나는 즐거움, 공부, 그리고 자유시간의 이미지로 머리를 채울 것이다. 왜 다르냐고? 나는 그것을 모두 마쳤으니까! 목표를 이룬 사람들과 이야기해본다면 그들의 성취와 말에 흥미를 느낄 것이다.

마찬가지로 이미 성공적으로 몸을 불린 사람들의 자취를 따라가다보면, 어느새 성공할 수 있는 길 위에 있을 것이다.

이것이 바로 내가 궁금증이 생겼을 때 전문가를 찾는 이유이다. 수년 전, (농담으로 들릴지 모르겠지만) 나는 돼지가 된 적이 있다. 여러분 중 많은 사람들은 내 말을 이해할 수 있을 것이다. 투잡, 커가는 아이들, 대출금, 생활을 힘들게 하는 모든 것들로 인해 훌륭한 음식과 운동을 하겠다는 결심은 매일 멀어져만 간다. 그리고 어느 날, 당신은 돼지가 되어버린다. 나는 100파운드 클럽이라 부르는 여성들을 맡은 적이 있다. 각각의 여성은 다양한 식단과 운동 등 그들만의 방법으로 100파운드를 빼고 각자의 소감을 나누었다. 눈치챘겠지만, 전문가들은 그곳에 있었다. 나의 친구인 데이브는 매달 새로운 습관을 만드는 것으로 100파운드를 감량했는데, 처음 시작은 매일 물 많이 먹기와 매일 걷기였다. 습관 만들기는 점점 강력해져서 거의 하프 마라톤을 하듯이 달리는 데까지 이르렀는데, 그러한 것이 그를 목표에 도달할 수 있게 만들었다. 만약 지방을 빼고 싶다면, 보디빌더에게 문의해라. 설득력 있는 말하기를 배우고 싶다면, 링컨이나 처칠에 대해 읽어라. 만약 나타내기의 다음 단계를 배우고 싶다면, 나의 이야기에 집중해라. 이제는 무엇인가를 할 차례이다!

당신이 무엇을 하는 걸 돕기 위해, 우리는 알포 개사료 먹기 법칙에 대해 이야기해볼 것이다.

첫 번째 할 일은 '무엇인가를 하는 것'이다!

첫 번째로 해치워야 할 것은 항상 그 자리에 있는 거대한 무엇인가, 하고 싶지 않아하는 그것을 해내는 것이다. 수년 전, 나의 아내인 티파니는 의미심장한 말을 던졌다.

"만약 당신이 한 접시의 개구리들을 먹어야 한다면, 가장 큰 것을 첫 번째로 먹어요."

음? '시스템'이 돌아가는 것에 대해 알아야 한다. 만약 오늘 해야 할 일 중 짜증나는 전화 받기, 거지 같은 미팅, 또는 세무서에 가야 할 일이 있다면 그것을 가장 먼저 해야 한다. 나는 근력 코치로 사람들을 지도할 때 체력단련실이나 운동장에서 하기 싫어하는 것을 가장 먼저 실시하도록 지시하였다. 가장 큰 개구리를 첫 번째로 먹어라.

개구리로 가득한 접시 앞에 앉아 있다고 상상해봐라. 그리고 그 접시를 모두 비워버리면 10억 달러라는 돈을 받는다고 해보자. 그 접시를 비울 것인가? 아니면 그 역겹고 작은 개구리 친구를 먹지 못하고 10억 달러를 포기할 것인가? 나라면 그 녀석들을 목구멍 속으로 최대한 빨리 집어넣어버리고 10억 달러를 차지할 것이다. 그렇다, 나에게도 먹을 것과 먹지 말아야 할 것에 대한 기준이 있지만 10억 달러를 위해서라면 기꺼이 그 짓을 하겠다.

어떤 것을 먼저 실시할 것인가? 나의 아내 티파니는 가장 큰 것을 골라서 먼저 해치워버리고 나머지 잔챙이들을 쉽게 끝내버리라고 말하고 있다.

이로써, '무엇인가를 하기'의 첫 번째 법칙은 당신이 향하는 목표를 달성하는 데에 넘어야 할 것 중 최악의 것을 고르고 해치워버리는 것이 되겠다. 놀랍게도 그러한 일은 그다지 나쁘지 않다. 놀랍게도 거대한 첫 번째 개구리를 해치우고 드는 안도감(크게 숨을 내쉬고, 이마를 쓸어 넘기며, 어깨의 긴장이 풀리고, 다시 미소 짓는 느낌의)은 나머지 목표물들이 아주 쉬워 보이게 만든다. 나의 삶에서는 그러한 일들이 아주 많았다. 선생의 경우, 극성으로 아이를 감싸는 부모가 거대한 개구리일 수도 있다. 직업에서는 노동의 고통 같은 것이 그럴 수 있고, 당신에게도 특정한 거대한 개구리가 있을 것이다. 그 개구리를 찾고, 먹어버려라.

그러므로,

1. **나타내기**
2. **무엇인가 하기 – 가장 큰 개구리 먹어치우기, 제일 힘든 것을 먼저 끝내버리기**

이것이 바로 우리의 몸 불리기 프로그램이 첫 번째 날부터 마지막 날까지 고반복 스쿼트를 강조하는 이유이다. 당신은 스쿼트를 미워해도 되고, 혐오해도 되고, 심지어 남은 생애에서 다시는 하지 않아도 상관없다. 하지만 몸 불리기 프로그램에서만큼은 내가 찾은 가장 큰 개구리이다.

당신의 접시에 남아 있는 개구리의 흔적을 모두 닦아버리고 입가심을 하였으면, 이제 다음 음식인 코끼리를 먹을 차례이다.

코끼리 먹기는 내가 알고 있는 오래된 동기부여 방식 중 하나이다. 만약 코끼리 한 마리를 먹어야 한다면, 한 번에 한 입씩 먹으면 된다. 목표 설정을 성공적으로 하였다면, 한 입 한 입 조금씩, 하지만 계속해서 먹어가야 한다! 내 애정 어린 기억 중, 나의 딸 켈리가 말을 배우기 시작한 때가 떠오른다. 솔직히 그 당시 나는 격한 감정에 휩싸여 있었다. 생각해봐라. 요일의 이름, 매달의 이름, 휴일, 시간 읽기, 간판들, 대통령들의 이름, 심지어 정치 체계까지…. 그녀에게 가르쳐야 할 것이 너무 많았다!

그녀는 잘 해냈다. 물론 그 많은 것들을 하루에 전부 가르치지 않았다. 미취학 시절부터 초등학교, 고등학교, 대학을 거치면서 코끼리를 한 입씩 먹어갔다. 만약 이 같은 방법을 이용한다면 아무것도 모르는 아이가 날짜와 시간 읽기를 배우는 것보다 쉽게 제지방 체중을 늘려갈 수 있을 것이다.

그러므로 '무엇인가 하기'는 개구리(최악의 과제를 먼저 하기)와 코끼리(적당한 양의 과제를 계속해서 달성해내기), 두 가지 맛으로 이루어진다. 목표가 몸 불리기라면, 수영복을 입은 채로 몇 장의 사진을 찍어라. 꽤나 볼품없을 것이다. 스쿼트를 할 줄 모른다면 배워라. 훌륭한 몸 불리기 프로그램을 실시하는 것은 상당히 힘들 것이다. 어떻게 동기부여를 할 것인가? 작은 목표와 작은 변화가 모여 성공을 이룬다. 이제는 개사료에 대해 이야기할 차례이다.

내가 들었던 먹기에 관한 최고의 조언 중 하나는 퍼포먼스 향상 전문가인 앤소니 로빈슨(Anthony Robbins)으로부터였다. 로빈스는 한 고객으로부터 이 아이디어를 얻었다. 이를 알포 개사료 먹기라고 불리는데, 그 내용은 이러하다. 열두 명의 친구를 집으로 초대해라. 그리고 그 친구들에게 이 달의 마지막까지 체중을 10파운드 뺄 것이라고 공언해라. 만약 지키지 못할 경우, 그들 앞에서 알포 개사료 한 캔을 먹겠다고 약속해라.

그다음 날부터 초콜릿 한 조각을 먹고 싶을 때마다 알포 캔 안의 성분을 읽어보라. 만약 누군가가 그 끈적하고 단것을 주려고 하면, 알포 캔을 따고 그 냄새를 깊게 들이마셔라.

로빈스의 접근 방식은 대부분의 사람들이 행복이나 즐거움을 취하기보다는, 고통을 피하는 길을 선택하는 것에 기반하였다. 나는 당신을 앉혀놓고, 삶을 바꾸거나 또는 중요한 선택을 하기 위한 길을 제시하고, 그렇게 해야 할 이유를 줄 수 있으며, 또한 그것은 큰 도움이 될 것이다. 나는 당신이 목표를 달성했을 때 느낄 수 있는 기쁨을 미리 보여줄 수도 있다. 용기가 필요할 때, 알포 캔을 따고 그 냄새를 맡는다면, 이유가 뭐든지 간에 목표를 고수할 수 있을 것이다!

여기서 잠깐, 왜 사람들은 그들의 목표와 마주치지 못할까? 오랜 시간 카페와 바, 술집, 구내식당, 도서관 그리고 체육관의 구석에서 사람들을 지켜본 결과, 그들은 목표 달성을 위해 도형들과 표, 계획서를 꺼내 들었지만 실패하는 경우가 대부분이었다. 아마도 그 이유는 '나'였을 것이다. 내가 바로 이런 경우에 처한 사람들의 공통된 분모라고 할 수 있다. 그리고 난 많은 사람들이 나를 이용할 것이라고 확신한다. 나를 욕해라. 나는 모두를 받아줄 넓은 어깨를 가진 사람이다.

동기부여라는 건 희한한 것이다. 개구리와 코끼리, 알포 개사료에 대한 이야기는 모두에게 익숙한 내용일 것이다. 새로운 것은 없다. 하지만 이 세 가지 식사에 대한 이야기는 목표 달성의 주춧돌이 될 것이고, 각각의 작은 목표 달성의 기초가 될 것이다. 그렇다면, 우리의 성공적인 프로그램의 두 부분은 아래와 같다.

1. **나타내기**
2. **개구리와 코끼리, 그리고 알포 개사료 먹기 – 고된 과제부터 시작하기, 실패할 수도 있다는 마음을 씹어서 던져버리기**

나는 알포 개사료 식사에서 너무 빨리 벗어나고 싶지는 않다. 몇 해 동안, 개인 훈련 고객으로 이러한 사람이 온다면 어떨까 고민해보았다.

- 예전의 베스트 프렌드와 도망친 남편을 두었던 토실토실한 이혼녀
- 고등학교 동창회에서 만나게 될 이혼녀와 전남편, 그리고 베스트 프렌드
- 지금은 억만장자가 되었고, 고등학교 내내 이혼녀를 쫓아다닌 동창이 이혼녀를 엄청 보고 싶어함. 그의 전용 제트기가 그를 동창회 장소와 가까운 전용 헬기장에 내려줌.

자, 이 여자에겐 내 뜻대로 요구할 수 있다. "하루에 달걀 스무 개 드세요." 좋다. "하루에 두 번 운동하세요." 또 다른 요청도 가능하다. "아침 식사로 생연어 1파운드."

고통은 목표를 더욱 명료하게 만들어준다. 나는 사람들이 그들의 목표를 확고하게 만들 수 있도록 쇠지렛대로 고통스럽게 하는 것을 좋아한다. 농담이다. 뜨겁거나 아니면 엄청나게 차가운 과정을 지나면 달콤한 쿠키와 부드러운 아이스크림이 만들어진다. 목표와 목표 설정이 어려운 이유는 일시적인 고통을 참고 얻어질 미래의 즐거움을 담보할 누군가를 찾기 힘들다는 것이다.

다음 단계, 마음가짐의 도구를 찾아보고 몸 불리기 계획과 어떤 관계를 가지는지 알아보기

먼저, 이 책을 사든지, 훔치든지 아니면 빌려야 한다. 이 글을 읽고 있다면 축하한다. 당신은 '나타내기' 단계를 시작했다.

다른 사람들이 그토록 원하는 마술봉의 파도에 올라타 20파운드의 제지방 체중을 늘리는 곳으로 향하기 시작했다.

할 일은 아주 간단하다. 나는 앞으로 당신이 일주일에 두 번 정도 체육관으로 가서 힘들게 훈련하도록 요청할 것이다. 더불어 당신의 식사에 작은 것들을 더하길 원한다. 비록 어떤 부분은 꽤 힘들 수도 있고, 나를 비난할 수도 있겠지만, 이 특이한 제안들이 정말 제대로라는 것을 알게 될 것이다.

앞에서 말한 그 개구리 먹기는 백 스쿼트 프로그램을 의미한다. 미안하다.

그러면 그 코끼리 먹기는 다음과 같다. 운동을 하고, 다른 활동을 자제하며, 하루에 한 걸음씩 나아가라.

개사료 먹기는? 나의 친구여, 모두 당신에게 달렸다. 내가 벨로시티 식단을 하겠다고 마음먹었을 때, 아주 유명한 온라인 포럼인 T-nation.com을 드나들기 시작했고 수십 개의 댓글을 다는 날도 있었다. 그 포럼에 나의 벨로시티 식단을 주제로 던졌다. 만약 식단에 실패한다면, 그것은 엄청난 일이자 나의 진실성에 큰 타격을 입힐 수 있었다. 그러한 이유로 딕 노마이어의 충고를 받들어 대학 선수처럼 경쟁하듯이 시간을 보냈고, 성공적으로 식단을 수행할 수 있었다. 나는 가능한 한 최대한 빨리 커져야 했으므로, 모든 에너지를 거기에 쏟아부었다. 나의 개사료는 수많은 고교 선수와 그들의 친구, 가족의 나머지 삶을 바꾸게 될지도 모르고, 바꿀 수도 있고, 바꿀 것이다. 브루스 스프링스턴의 'Glory Days'(고교 시절 영광의 순간을 이야기하는 노래)를 감상할 시간이다.

앞으로 몇 주간에 당신의 에너지를 쏟아부어라. 이것은 앞선 위대한 성공에서 보았던 익숙한 방법이다. 이제 당신의 차례이다. 먹어치워라!

아주 자세히 들어가기 전: 어른처럼 먹어라!

나는 건강과 체력 단련, 훈련과 스포츠에 대해 논쟁하는 것을 좋아하지만, 반대로 음식과 식단에 대해 논쟁하는 것은 그다지 좋아하진 않는다. 그 첫 번째 이유는 음식과 식단에 관한 실전적인 부분에서 내가 주장하는 것과 그것들을 뒷받침하는 연구들에 대한 과학적, 경험적 증거는 산더미만큼 있으며, 두 번째는 무언가를 해보지도 않고 시작하자마자 논쟁하는 것에 대해 옳지 않다고 생각하기 때문이다.

솔직하게, 그리고 진지하게, 음식에 관해 어떻게 해야 할지 모르는가? 여기에 하나의 아이디어가 있다. 어른처럼 먹어라. 패스트푸드를 끊고, 유아용 씨리얼을 먹지 말고, 달콤하고 간편한 음식들, 그리고 습관처럼 간식을 먹는 것(아닌 척하지 마라)을 그만두고 야채와 과일을 더 많이 먹어라. 진정 이렇게 하는 것이 어려운가? 투덜대지 말라. 양해를 구하지도 말라. 어른처럼 행동하고, 텔레비전 광고처럼 먹는 것을 그만두어라. 성숙해져라.

몇 년 전, 내가 그러한 경우에 빠졌을 때, 아주 대단한 것을 생각해낸 적이 있다. 나는 지하실의 소파에 앉아 대학 축구 경기를 보고 있었다. 플로리다 게이터즈 팀과 다른 어떤 팀이 경기하고 있었던 것은 확실한데, 사실 나의 정신은 식사에 쏠려 있었다. 티본스테이크와 달걀 몇 개, 호밀 토스트 조금과 스카치위스키 한 잔의 식사였다. 맞다. 글에 쓰여진 그대로이다.

그날은 벨로시티 식단을 시작하고 처음 맞는 토요일이었다. 그리고 그 음식들은 6일 만에 먹는 제대로 된 것들이었다. 그전까지 하루에 먹었던 것은 여섯 잔의 단백질 셰이크와 미량의 영양 공급 정도였다. 그 식단에서는 음식을 찾아볼 수 없었다. 따라서 식단을 시작한 이후 한동안 음식이 그리웠다. 어찌됐건 그 음식들을 막 해치운 때, 아내 티파니가 나를 걱정스럽게 보며 물었다. "뭐가 문제에요?" "엥?" 그제서야 내 뺨에 눈물이 흐르는 것을 알아차렸다. 나는 그것을 인정할 수 없었고, 그와 같은 반응을 보이는 다른 사람이 있었다면 비웃었을 것이다.

그렇다. 나는 음식에 감정적 반응을 했다. 먹고 마시지 않는 일주일 동안, 일시적인 우울증에 사로잡혀 있었고, 그로부터 몇 년 후 '편안한 음식'과 '어른처럼 먹기' 같은 재밌는 말들을 만들게 되었다. 나는 흐느껴 울진 않았지만, 감정 하락의 톱니바퀴에 있었다는 사실은 명백했다.

그 이후로 (벨로시티 식단 이후 모든 것이 나아졌다) 나는 그 이상했던 식단에 대해 조언해줬던 모든 사람에게 매우 고마워한다. 자리에 앉아 쿠키 한 박스를 전부 먹어버린 후 감정적 보상을 받는 사람(당신은 그렇지 않길 바란다)을 이해할 수 있게 되었다. 청소년들이 선호하는 간편식이 특별한 사정 없이도 누군가에게 매력적일 수 있는 이유도 이해한다. 나아가, 가정의 재정적 문제로 제대로 된 식사를 하지 못하고 패스트푸드를 먹는 청소년들에게 감정이입이 되기까지 한다.

좋다. 나쁜 것은 털어버리고, 요점으로 돌아가자. 어른처럼 먹어라!

엘레인 제임스(Elaine St. James. 역자 주: 오프라 윈프리가 자신의 롤모델로 꼽는 사람으로 《뉴욕타임스》는 그녀를 단순한 삶을 이끄는 리더로 평한다.)는 단순한 삶을 추구하는 일들을 해왔다. 그녀의 책 중 내가 좋아하는 것은 『훌훌 털어라(Simplify Your Life)』이다. 그녀가 책에서 '당신의 건강'에 대해 첫 번째로 이야기하는 것은 식습관을 단순하게 하라는 것이다. 그녀 부부는 삶을 단순하게 하기로 결심했고, 적게 먹는 것이 단순한 삶을 위한 노력이자 더 건강한 식사라는 것을 깨달았다.

그녀는 두 가지 원칙을 정했다. 첫째는 나의 독자들은 그리 놀랄 일도 아닌 정크푸드 끊기이다. 그녀는 외출 시 식당에서 어떤 식으로 식사를 해야 하는지 따위의 또 다른 기본적인 부분에 대해서도 이야기하고 있다. 두 번째는 칼로리와 지방, 콜레스테롤 섭취를 줄이는 것이다. 싸구려 칼로리로 무장한 다른 음료들보다는 물 마시기를 선택하는 것처럼 말이다. 그녀의 식사 계획은 모든 상황에서 모든 이에게 가치 있는 고려 대상이라고 할 수 있다.

아침

제철 과일, 직접 만든 그래놀라, 직접 만든 오트(귀리) 머핀

점심

칠면조 슬라이스 또는 아보카도, 토마토, 양배추가 들어간 통곡물 빵 샌드위치에 곁들인 신선한 과일 그리고/또는 생채소

저녁

양이 많고 신선한 샐러드 또는 가스파초 같은 차가운 수프, 또는 겨울철의 경우 따뜻한 야채수프와 샐러드, 또는 찐 야채와 밥

단순함을 추구하여 식사를 만드는 데 들이는 시간을 줄이는 과정에서 엘레인은 우리 모두가 건강하다고 인정할 수 있는 식사 계획을 만들었다.

또 다른 방법들로 단순한 식사를 구성하는 사람들도 있다. RKC 동료이자 『4시간(The Four-Hour Workweek)』이라는 자기계발 서적의 작가인 팀 페리스(Tim Ferris)는 네 가지 단순한 규칙을 만들었다.

1. 흰색 탄수화물을 피해라. 빵과 밥, 파스타와 정크 푸드 들이 거기에 속한다. 감자와 빵가루를 묻혀 튀겨낸 음식들 또한 피해야 한다.
2. 같은 음식을 반복해서 먹어라. 그는 각 식사를 단백질과 콩류, 야채의 세 가지 파트로 나누고, 접시를 각 파트에 속하는 음식들로 1/3씩 채우길 권장한다. 선택할 수 있는 음식들은 다음과 같다.

단백질

계란 흰자와 맛을 내기 위한 통계란 하나

닭 가슴살 또는 닭 다리

목초를 먹인 유기농 소고기

돼지고기

콩류

렌틸콩

검은콩

강낭콩

야채

시금치

아스파라거스

완두콩류

혼합 채소

3. 설탕이 들어 있는 음료를 마시지 말라. 엘레인을 비롯한 작가들은 권장한다.

물을 마셔라.

4. 치팅데이를 하루 가져라. 일주일에 한 번, 스스로에게 쉬는 시간을 주어라. 일부 권장 식단에서는 치팅데이를 금지하지만, 그와 다른 많은 연구에서 힘든 식사를 계속 이어가는 것보다 치팅데이를 가지는 것이 훨씬 좋다고 이야기한다.

몇 년 전, 몸의 사이즈 때문에 타미 플린(Tammi Flynn)의 사과 다이어트에 대해 고민하는 여성 근력 선수에게 조언을 한 적이 있다. 단순하다. 아침, 점심, 저녁 식사에 사과 하나씩 더하면 된다.

다음은 웹사이트 everydiet.org에서 추천하는 계획 중 하루 치의 식단 예이다.

아침

사과 1개

치즈 오믈렛

요리한 오트밀 1컵

아침 간식

코티지 치즈 1/2컵
무지방 요거트 1/2컵

점심

사과 1개
구운 닭 가슴살
찐 브로콜리 2컵
현미밥 1/2컵

오후 간식

카푸치노 셰이크

저녁

사과 1개
구운 연어
야채 샐러드

하지만 그 선수의 반응은 전형적이었다. 음식의 양이 너무 많다는 것이었다. 나는 그녀가 평상시에 어떤 식으로 먹고 있는지 알기 위해 이틀 동안의 식사를 점검했는데, 내가 권장한 식사보다 훨씬 높은 칼로리를 가진 베이글을 비롯해 감자튀김과 피자(심지어 맥주까지!) 따위를 먹고 있다는 것에 경악하였다.

앞에서의 교훈은 간단하다. 대부분의 사람들은 엘레인과 팀, 타미가 이야기하는 식사들이 평범한 것들이라는 것을 잘 알고 있다. 거기에는 HCG(성선자극 호르몬)나 신비한 허브, 또는 강박적인 측정 같은 것들에 대한 언급도 없다. 나는 다양한 낮은 음식들(낮은 탄수화물 함량과 낮은 지방 함량이 가장 일반적이다)과 높은 음식들(높은 섬유소 함량, 높은 단백질 함량, 그리고 높은 지방 함량까지!)을 분류하고, 시간이 흘러감에 따라 어떤 의미를 가지는지 알기 위해 수개월의 시간을 투자했다. 장담컨대, 올해 저탄수화물 식단이 인기였다면, 내년에는 고탄수화물 식단이 그 자리를 차지할 것이다.

사람들이 앞서 나온 세 가지 권장사항들을 보게 되면, '음식이 너무 많다'는 이유로 합리적인 조언을 하곤 한다. 하지만 반대로 이야기하는 사람들도 있다는 것은 재미있는 사실이다. 나의 친구이자 파트너인 제프 맥컴(Jeff McCombs) 박사는 전신 칸디다(염증을 유발하는 균의 일종)와 이러한 상황의 연장선에 있는 모든 징후들을 다루는 데에 뛰어난 접근방식을 가지고 있다. 그가 이 상황을 처리하기 위해 사람들이 포기하게 하도록 요청하는 것 중

하나는 오렌지에 대한 것이다. 제프는 사람들에게 오렌지 먹는 것과 오렌지 주스를 마시는 것을 그만두라는 조언을 한다. 사람들은 제프가 제시하는 조언을 잘 따른다. 그 조언은 매우 단순하고, 제프의 태도는 전혀 강압적이지 않다.

그리고 누군가가 나에게 제프의 접근 방식에 대해 물었다. "좋아요! 다만 그의 오렌지와 관련된 문제에 대한 제 생각은…" 나는 절대 그 문장을 끝내지 않았다. "뭡니까? 오렌지가 무슨 문제가 있는 거에요?" "오, 아무 것도 아니에요. 하지만 제프는 사람들이 오렌지를 포기하도록 하는 것을…" 다시 말하지만 나는 결코 그 문장을 끝내지 않았다. "나는 그것을 끝낼 수 없어요. 아뇨. 오렌지가 문제가 아니에요."

청소년들을 '제한금지구역'에 내모는 좋은 방법은 학원가에 '제한금지구역' 푯말을 게시하는 것이다. 내가 사람들에게 몇 달 동안 오렌지를 먹지 말라고 말하면, 대부분의 사람들이 하게 되는 유일한 생각은 오렌지를 먹는 것이다!

만약 우리가 당신에게 어떤 특정한 것을 먹지 못하게 하면, 그것들을 갈망하게 될 것이다. 만약 우리가 어떤 것들을 먹으라고 한다면, 당신은 그것들을 원하지 않을 것이다. 그렇다면 여기에 답이 있다. 우리 대부분은 바벨과 관련한 문제들이 있고, 음식에 대한 것 역시 마찬가지이다. 바벨 운동은 어떤 면에서나 훌륭한 운동 방법이라고 할 수 있다. 만약 내가 남은 삶에서 당신이 원하는 만큼 야채수프와 샐러드를 먹을 수 있게 해준다면, 당신은 이 음식들을 '꽤 많이' 먹지 않을 십수 가지의 핑계들을 찾아낼 것이다. 반대로, 한 가지 것만 포기하라고 한다면 어떨지 생각해보면 어떤가! 과자와 탄산음료, 빵 같은 음식의 영역으로 다시 돌아간다면, 우리 스스로를 병적인 비만의 반열에 올려놓을 수 있다.

이러한 것들은 다가올 일주일 동안 다시 먹지 못하게 된다는 사실 때문에 울었던 나의 작은 경험을 상기시킨다. 앞으로 몇 세기 간 먹을 것을 찾아 헤매는 일은 거의 없을 것이라는 가정하에, 우리는 스스로가 먹고 싶은 음식을 먹을 때에 감정적 반응을 가지게 된다.

그것은 사순절(기독교인들이 예수의 고행을 기리는, 성회 수요일부터 부활절 일요일 전날까지의 40일간)의 아름다움이나 다른 공동체의 정진과도 같은 것일지 모른다. 40일 동안, 많은 것들을 포기해야 하고, 다른 사람들의 도움을 받아 전진해나가야 한다. 더불어, 종교적인 이유를 위한 것이라면, 성공에 신의 지분이 있다는 것을 알 수 있다. 나는 정진하는 40일 동안 탄산음료를 끊었고, 그 이후 다시는 그것들을 마시지 않았다. 새로운 습관을 만드는 데에 28일이 걸리든, 40일이 걸리든, 오늘 시작해야 한다.

청량음료에 대해 재미있는 이야기가 있다. 나는 치즈 공장에서 야간 청소원으로 54주간 일한 적이 있다. 우리는 '리퀴드K'라고 부르는 주방세제와 같은 용액을 가지고 있었다. 그것은 물을 더 축축하게 만들었다. 또한 그 화학용액은 여러 가지의 청량음료가 선반 위에서 굳어가는 것을 막아주는 역할을 하였다. 이러한 내용은 다음 번 휴식시간을 가질 때 재고해볼 만한 가치가 있을 것이다.

최근 몇 년간 떠오르는 또 다른 이슈는 많은 음식들의 끈적끈적화(gooization)이다. 끈적끈적화라는 단어는 내가 지금 막 만들어냈지만, 당신은 이미 그 의미를 알고 있다. 만약 뉴욕에 가서, 크림치즈와 훈제연어, 양파와 케이퍼 조금 들어간 베이글을 먹는다면, 단백질과 지방, 야채가 들어간 흥미로운 혼합을 먹은 것이다. 만약 숙박업소에서 제공하는 무료 아침 식사에서 초콜릿 칩 베이글이나 블루베리 베이글에 설탕을 뿌려 먹는다고 하면, 그것은 부드럽고 끈적끈적하면서 맛있을 것이다. 그 맛있는 간식인 베이글 역시 다른 많은 음식과 마찬가지로 설탕을 먹는 또 다른 방법이 되어버린다.

그렇다. 당신은 옳은 방법을 알고 있다. '어른처럼 먹어라.'

모두를 위한, 모든 곳을 위한, 모든 때를 위한 조언

나는 몇 년의 시간을 들여 모든 사람들에게 도움이 될 만한 세 가지 공식을 세웠다.

1. **더 많은 단백질**
2. **더 많은 섬유소**
3. **더 많은 피시오일**

단백질

나는 '더 많은 단백질'에 대해 수년간 계속해서 글을 쓰고 있다는 사실에 놀랍다. 심지어 벨로시티 식단을 실시했던 대역죄인임에도 불구하고 말이다. 나는 일정 시간마다, 단백질 셰이크를 섞어 마신다. 나는 하루 종일 일한 후에도 나의 피부가 부드럽고, 머리가 맑다는 작은 사실을 알아차리기 시작했다. 내가 선별하여 먹은 음식이 하루 동안의 내 상태를 좌우한다는 것을 깨닫게 되었다. 근력에서도 마찬가지여서, 나만의 더 많은 단백질 식단을 무사히 끝낸 지 일주일 후에 역도 인상에서 기록을 경신한 일도 있었다.

'더 많은 단백질'을 깨닫게 된 것이 비록 몇 년밖에 되지 않았을지라도 그것은 아주 위대한 조언이라고 할 수 있는데, 거기에도 문제가 하나 있었다. 내 웨이트 트레이닝 클래스에서 한 여학생이 손을 들고 이런 질문을 했다, "어디서 단백질을 얻나요?"

나는 망연자실했다. 물론 나중에는 식단 정보가 우리의 건강 수업의 일부분이 되었다. 또한 우리는 자전거 안전수칙, 일상생활에서의 상황 인지와 같은 다른 많은 것들에 대해서도 이야기했다. 슬프게도 요즘의 건강 수업들은 성생활이나 섹스와 관련된 질병 따위에 초점이 맞춰져 있다. 더 슬픈 것은 이게 농담이었으면 하는 것이다. 그것 외에 학생이 보는 것은 아무리 잘해야 농무성에서 만든 곡물과 유제품이 강조된 식품 피라미드 정도이다. 덧붙여, 옥수수에 대해 알 필요가 있으니 『잡식동물의 딜레마(The Omnivore's Dilemma)』라는 책을 여러분 모두 꼭 읽어보라.

앞의 여학생의 이야기를 이어가자면, 나는 교실에 서서 그 학생이 단백질의 마법에 대해 전혀 알지 못한다는 것을 알아차렸다. 그녀는 어떻게 먹는가에 대한 기초적인 단계를 모르고 있었다. 이러한 상황에 대해 『The Paleo Solution』의 저자인 롭 울프(Robb Wolf)에게 이야기했고, 그가 했던 말은 아직도 내 심장을 두근거리게 만든다. 많은 사람들은 비타민C가 괴혈병을 예방한다거나 비타민D가 뼈의 문제와 연관되어 있다는 것을 이야기할 수 있을 것이다. 그러나 '좋은 아침 식사는 어떤 것일까?'라는 질문을 받는다면, 많은 사람들은 벙어리가 될 것이다.

이것은 라디오나 텔레비전에서 수시로 들려오는 충고들이랑 비슷하다고 할 수 있다. 범람하는 광고의 물결에서는 우리의 눈과 귀에 이것을 먹으라거나, 저것을 마시라고 이야기한다. 오렌지 주스와 버터를 더한 토스트 두 조각, 베이컨 조금과 달걀 두 개만 더하면 설탕 덩어리 씨리얼이 훌륭한 아침(!)이 된다. 광고 속의 만화 캐릭터들은 설탕 덩어리 씨리얼을 계속 홍보하고, 광고의 말미에는 균형 잡힌 아침 식사의 장면이 몇 초간 지나간다.

훌륭한 교육 시스템하의 엘리트 사립 고등학교를 다니는 나의 학생이 단백질을 함유한 음식을 찾아내지 못한다는 사실은 충격적이었다. 이 젊은 처자는 어떤 미량의 영양소가 좋고 나쁜지는 잘 구별할지 모르지만, 실제 식사에 있어서만큼은 루저이다.

단백질이 풍부한 음식들

육류
생선
달걀
유제품
콩과 식물(콩과 완두콩류)
견과류와 씨앗류

단백질(육류, 생선, 달걀)을 완두콩 같은 콩류와 함께 섭취할 때 더 큰 이득을 가져다준다는 팀 페리스의 조언을 기억해라. 위의 목록에 있는 콩과 완두콩은 섬유소의 비율이 아주 높은 먹거리들이다.

나는 위 목록에 단백질 파우더도 포함시킨다. 중요한 점은, 몇 년 전만 해도 단백질 파우더를 목록에 포함시키지 않았었다. 내가 어릴 적에 판매되었던 단백질 파우더는 그야말로 최악이었다. 맛도 최악, 소화도 최악이었고, 당신에게도 최악이었을 것이다. 대두 단백질을 기반으로 한 이상한 맛의 조합은 사람이 먹는 음식이라기보단 벌칙의 한 종류로 더 적절했다. 이유가 뭐든 간에, 요즘의 단백질 파우더는 소화도 잘되고, 옛날처럼 쇠를 먹은 듯한 비릿한 뒷맛 같은 것은 느껴지지 않는다.

단백질 파우더에 대해 하나 충고하자면, 탄수화물이 적게 들어간 것을 골라라. 한 번 먹을 양에 5그램이나 그 미만으로 들어간 것을 찾아야 한다. 추가의 탄수화물들은 단순 당이기 마련이고, 그것은 대부분 사람들의 식단에서 전혀 필요하지 않다.

단백질은 몸 불리기 프로그램에서 뿌리와 같은 의미를 가지고, 최우선이 되어야 한다.

섬유소

대부분의 사람들의 식사에서 되짚어볼 것이 있다면, 바로 섬유소이다. 섬유소에 대한 논의는 1960년대에 처음 이루어졌고, 미국인의 식사에 더 많은 섬유소가 필요하다는 내용이 쓰여지기 시작했다. 긴 공정을 거친 음식들로 인해 미국인들은 자연스럽게 섬유소를 얻을 수 있는 원천을 잃었고, 그것은 다른 모든 문제를 나중으로 미룰 만큼 논란이 되었다.

그 '나중에' 『Body RX』라는 책을 쓴 스캇 코넬리 박사(Dr. Scott Connelly)와 같은 작가들은 지방을 빼기 위한 훈련 중에는 하루에 60그램 이상의 섬유소를 먹어야 한다고 주장했다. 내가 좋아하는 책 중 하나인 『The F Plan Diet』는 최근 'F2'로 개정되었는데, 두 버전 모두에서 끼니마다 꼭 먹어야 할 섬유소에 대해 논하고 있다.

Everydaydiet.org에서 제공하는 하루의 F2 메뉴

아침

저지방 우유를 곁들인 씨리얼/혼합 과일(특별 조리법)
생과일 몇 조각

점심

견과가 포함된 양배추 샐러드
생과일

저녁

껍질을 제거하고 구운 닭고기
구운 감자
혼합 샐러드

음료

0칼로리 음료들, 저지방 우유가 들어간 차와 커피

위에서 말하는 특별 조리법이란 섬유소가 왕창 들어간 것을 말한다.

섬유소 섭취는 제지방 체중이나 좋은 건강과 마법같이 밀접한 관련이 있다. 섬유소에 대해 더 알고싶다면, 인터넷이나 서점에 가면 엄청나게 많은 양의 자료들이 있고 그중에서 원하는 것을 찾아낼 수 있을 것이다.

피시오일

드디어 피시오일의 차례이다. 많은 사람들에게 마법 같은 효능을 발휘할 수 있는 것이 있다면 그건 바로 피시오일이다. 최근 유명한 스트렝스 코치인 찰스 폴리퀸(Charles Poliquin)은 자신의 웹사이트 Charlespoliquin.com에 피시오일이 왜 가장 중요한 보충소인지에 관한 글을 올렸다. 그 글에서 그는 피시오일의 장점을 다음과 같이 꼽았다.

피시오일은 사실상 모든 질병의 치료를 촉진하는 것으로 알려져왔다. 의학 커뮤니티의 일부 사람들은 EPA과 DHA의 비율을 조정하는 것으로 대부분의 질병이 치유될 수 있다고 추론했다.

흥미로운 것은 체성분을 긍정적으로 변화시키고 훈련에 최선을 다할 때, 피시오일이 줄 수 있는 16가지 이득이 있다는 것이다.

1. **사람이 알고 있는 모든 질병에 긍정적 효과를 준다.** NMCD(Natural Medicines Comprehensive Database)에 따르면, 피시오일은 고지혈증, 고중성 지방혈증, 관상동맥 질환, 부정맥성 고혈압, 뇌졸중, 조울증, 류마티스 관절염, 건선, 아토피성 피부염, 궤양성 대장염, 베체트병과 레이노병 같은 다양한 질병에 광범위한 의학적 치료제로써 적합성을 보인다.

   또한 피시오일은 경구 복용 시 체중 감량, 천식, 암, 생리통, 폐질환, 알레르기성 비염, 크론병, 만성피로 증후군, 당뇨성 신경증과 연관된 단백뇨증, 혈관형성술 후의 재발협착증, 유산, 전자간증, 조기분만과 태내 발육 지연 예방에 효과적이다.

   피시오일은 또한 전신 홍반성 루프스, 낭포성 섬유증, 치은염, 간경변과 관련된 신장 장애, 2형 당뇨와 관련된 고혈당증, 그리고 파행증에 유용하다. 게다가 피시오일은 주의력 결핍 장애(ADHD)와 난독증, 통합 운동 장애의 치료에도 사용된다.
2. **세포막 건강.** 에이코사펜타엔산(EPA)과 도코사헥사에노산(DHA)이 세포막이 건강하게 유지될 수 있도록 한다. 즉 세포막이 유연하며, 수월한 인슐린 순환을 위한 많은 수의 인슐린 수용기를 포함하고 있다는 것을 의미한다. 이로 인하여 지방 세포의 지방 저장이 줄어들게 된다.
3. **피시오일은 지질분해 유전자를 활성화시킨다.** 지방 세포로부터 에너지를 얻는 과정이 활성화되어 결과적으로 지방 분해가 활발해진다.
4. **피시오일은 지질 생성 유전자를 꺼버린다.** 지방을 저장하는 유전자가 비활성화된다.

5. **피시오일은 C 반응성 단백(CRP, 관상 동맥 질환의 위험 요인)을 약화시킨다.** 새롭게 밝혀진 이 기능은 아테롬성 동맥 경화증, 협심증, 관상 동맥 질환, 심장마비, 뇌졸중, 울혈성 심부전, 그리고 당뇨병과 관련이 있다. 피시오일의 DHA 중 일부가 이 요인을 약화시키는 역할을 한다. DHA는 혈압을 낮추는 데에도 최고의 능력을 보인다.
6. **신체 훈련에서 생기는 염증을 줄여준다.** EPA는 레졸빈이라고 알려진 후속 대사 산물을 통해 염증을 줄이는 데에 가장 큰 효과를 보여준다. 레졸빈은 피시오일이 가진 인간 질병에 도움이 되는 열쇠일 가능성이 있다.
7. **염증 감소로 인한 통증 관리.** 피시오일은 통증을 감소시키는 동안 염증을 유발하는 지방들을 세포막 바깥으로 쫓아내는 또 다른 역할을 한다. 오메가-6와 오메가-3의 비율을 개선할 경우, 통증 개선에 상당한 이득이 있다고 보고되고 있다.
8. **훈련의 집중력을 높인다.** EPA는 뇌혈류의 공급을 조절하여, 웨이트 트레이닝 시 집중을 유지할 수 있게 한다. DHA는 뇌막, 기억, 그리고 인지 기능에 매우 중요하다.
9. **피시오일은 세로토닌(행복감의 신경 전달 물질) 수치를 높여준다.** 따라서 피시오일은 우울감, 분노, 공포 등의 감정을 줄여주고, 그러한 감정들로 인한 탄수화물에 대한 갈망도 감소시킨다.
10. **피시오일은 심혈관계 위험 요소를 개선시킨다.** 피시오일은 VLDL, 트리글리세리드, 호모시스테인과 섬유소원의 수치를 낮추고, HDL 콜레스테롤의 수치를 높여준다.
11. **피시오일은 여러 가지 기전을 통해 혈압도 낮춰준다.** 이것은 복합적인 혈관확장과 산화질소의 증가와 혈관 염증의 감소, 칼슘 통로의 감소로 인한 혈액 점도의 감소와 같은 혈관벽의 협착 방지, 혈관의 트롬복산 억제를 포함한다. 지질단백질(a)는 심혈관계 질환을 예측할 수 있는 또 다른 요인인데, 피시오일 섭취를 통해 수치를 낮출 수 있다. 자연 그대로 안정된 피시오일의 경우 약 19퍼센트 정도 낮출 수 있고, 순도가 높은 피시오일의 경우 그보다 4퍼센트 높은 정도를 보인다.
12. **피시오일은 훌륭한 스트레스 방어제이다.** 지방산 오메가-3의 공급은 중추신경계 수준에 영향을 끼쳐 정신적 스트레스를 유발하는 스테로이드, 알도스테론, 에피네프린과 노르에피네프린(카테콜민)으로 인한 부신 활성을 억제한다. 따라서 같은 정도의 스트레스 상황하에서 피시오일을 섭취하는 사람이 더 적은 양의 스트레스 호르몬을 방출한다.
13. **피시오일은 카르니틴 효소를 활성화시킨다.** 이 효소들은 체지방 분해의 역할

을 한다.

14. **피시오일은 인슐린 반응을 개선시킨다.** 혈당이 급격히 오르지 않게 하며, 당분이 지방세포로 변환되는 것을 덜하게 한다.
15. **피시오일은 동맥경화를 완화시키고, 혈관 확장을 돕는다.** 심장 건강과 선수 수행 능력 모두에 도움이 되는 이 장점은 피시오일을 먹은 후 4시간 정도 지속된다.
16. **누구에게나 도움이 된다.** 누구든지 피시오일을 먹을 이유를 찾는 것은 어렵지 않다. 대부분의 비만인 사람들은 우울 증세를 가지는데, 피시오일을 복용하면 세로토닌 수치가 올라가고, 그것은 날씬하고 건강한 몸으로 가는 첫 번째 필수 단계가 될 수 있다.

다음의 링크를 치고 들어가면 위 내용의 전문을 읽을 수 있고, 그 이후의 댓글도 역시 확인할 수 있다. http://www.davedraper.com/url/poloquin.php.

나는 피시오일 말고 다른 것들 중에 위의 목록 같은 장점을 가진 것을 보지 못했다. 피시오일은 영양 공급에 있어 만물상 같은 존재이다.

05

스쿼트 101

대부분의 리프터들이 체육관에서 보내는 삶에 대해 이야기해보자. 바로 스쿼트 말이다. "스쿼트는 무릎을 다치게 하는 운동입니다"라고 몇 년 전 센터에서 어느 젊은이가 나에게 말했다. "스쿼트는 무릎을 다치게 하는 동작이 아니다. 당신이 잘못하기 때문에 무릎이 아픈 것이다." 나는 그에게 퉁명스럽게 반응하며 스쿼트를 보여달라고 요청하였다. 스쿼트는 체중과 다루는 중량의 합 이상의 훈련 효과를 내며, 이는 다른 운동들에 비해 월등한 효과를 낸다. 잘못된 동작으로 수행하였을 경우 아마 다른 모든 움직임보다 더 많은 피해를 입을 수 있다.

올바르게 실행된 스쿼트는 다른 모든 조합 운동보다 더 효과적으로 근육을 생성할 수 있다. 스쿼트를 제대로 하기 위해선 전신의 근섬유를 동원할 수 있어야 한다. 스쿼트는 가장 자연스러운 인간의 움직임 중 하나이기 때문에, 완벽하게 안전하다. 그리고 새로운 연구 결과에 따르면 기존에도 지방을 태우는 강력한 도구였지만 그보다도 3배는 더 지방 감량에 효과적이라고 밝혀졌다.

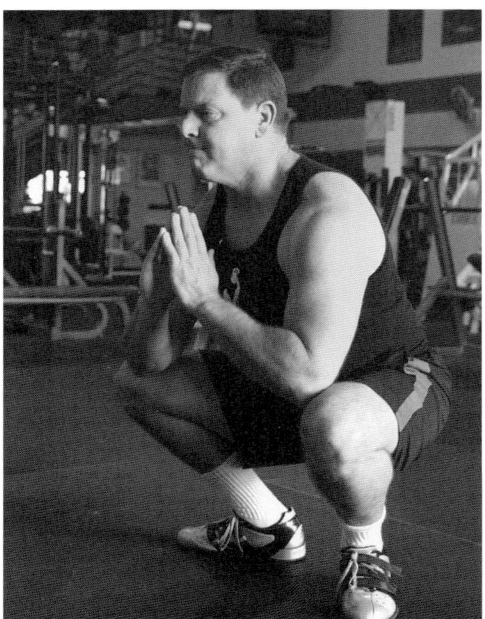

간단하게 시작해보자. 아무도 보지 않는 장소를 찾아 아래로 쪼그려 앉아보자. 바닥에서 가장 깊게 앉을 수 있을 때까지 내려가고, 팔꿈치를 사용하여 무릎을 바깥쪽으로 열어준다. 편안하게 이완하며 좀 더 깊게 내려간다. 발은 바닥에서 평평해야 한다. 대부분의 사람들을 위해 팔꿈치를 사용하여 무릎을 바깥쪽으로 열어주는 이 작은 움직임을 통해 훨씬 수월하게 스쿼트를 할 수 있게 해준다.

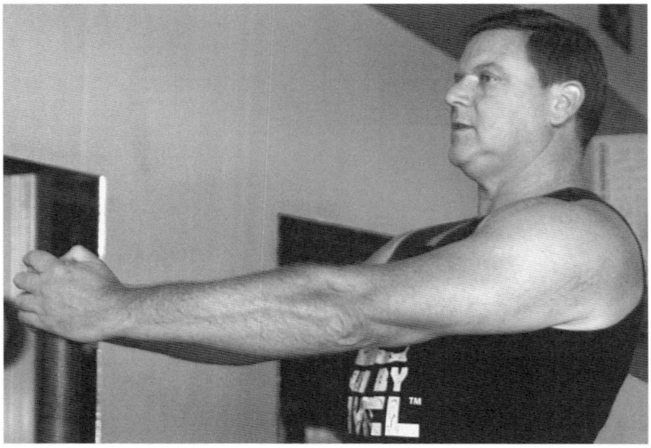

그다음에는 이와 같은 팁을 시도해보자. 문 손잡이로부터 팔의 길이만큼 떨어져 선다. 두 손으로 손잡이를 잡고 가슴을 세운다. '가슴을 세운다'라는 의미가 무엇인가? 수영복 모델들이 켈리포니아 비치에서 산책하는 것을 상상해보라. 선수의 경우에는, 즉시 자신의 허리를 강화하고 상체 전체를 고정하고 가슴을 부풀게 한다. 광배근은 자연스럽게 약간 펼쳐지고, 어깨가 제자리로 돌아간다.

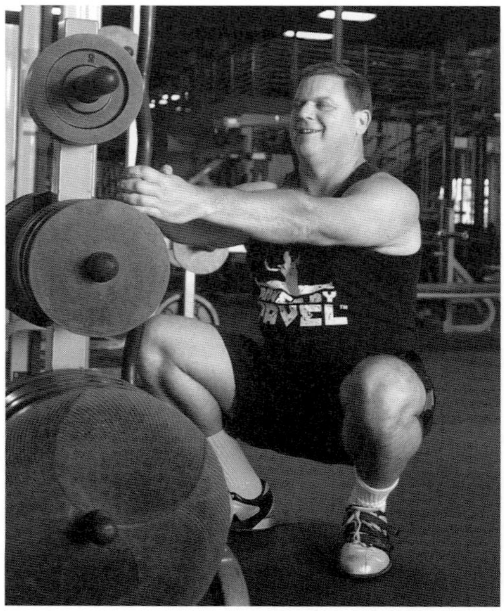

이제 몸을 아래로 내린다.

스쿼트로 몸을 내릴 때 우리는 기본적인 생체역학적인 사실을 깨닫게 될 것이다. 다리는 몸통이 내려가는 것을 막는 방해 요소가 아니다. 오히려, 몸통은 다리 사이로 미끄러져 내려가는 느낌이다. 아래로 내려갈 때, 팔을 똑바로 뻗고, 등은 뒤로 기울인다. 이때, 스쿼트 동작의 핵심적인 느낌을 찾을 수 있을 것이다. 즉 두 다리 사이로 스쿼트하는 것이다. 아코디언처럼 몸을 이리저리 접지 말라. 그저 다리 사이로 내려가면 된다. 그냥 앉아서 이 글을 읽지 말고 직접 해보라.

이제 최고의 리프팅 동작인 가블릿 스쿼트를 배울 준비를 마쳤다. 덤벨이나 케틀벨을 가슴 앞에 잡고 유지한다. 케틀벨은 양손으로 손잡이를 잡고 덤벨은 세워서 위쪽 판 끝을 잡는다. 마치 잔을 들고 있는 것처럼 가슴 앞에 기대어 유지한다. 다음은 가블릿 스쿼트 동작이다(horn).

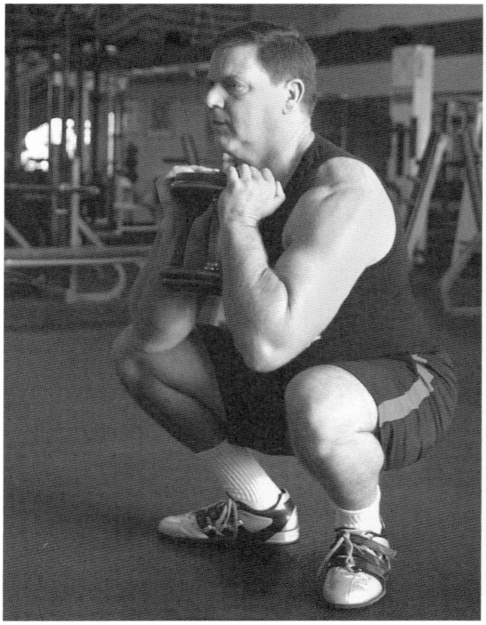

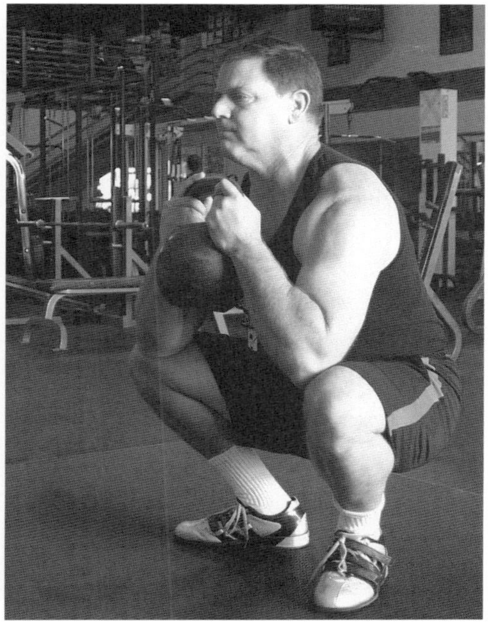

이제 중량을 가슴 앞에 세우고, 팔꿈치가 아래를 향하게 하고 내려가는 것을 목표로 하여 양 무릎 사이로 미끄러져 몸을 내린다. 하강 시 팔꿈치로 무릎을 밖으로 밀어내는 것은 괜찮다.

몸의 움직임을 배우는 백만 달러짜리 답을 알려주겠다. 그것은 바로 몸이 해야 하는 바른 몸이 하게끔 놔두라는 것이다. 그저 팔꿈치를 무릎 안쪽을 터치하여 미끄러지듯 내려가면 좋은 일들이 일어날 것이다. 생각을 너무 많이 하면 할수록 일을 그르칠 확률이 높아질 것이다. 나를 믿지 못하겠나? 농구팀에 참여해서 경기 중 긴급한 상황에 처했다고 가정해보라. 경기 종료 3초 전 일대일 상황에서 2점 뒤지고 있을 때 슈팅을 한다면 이리저리 생각에 빠지는 게 좋은가? 아니면 몸의 움직임을 따르는 게 좋은가? 직접 경험해보길 바란다.

이 이야기를 해줘야 할지 망설여지지만, 개인적인으로 가블릿 스쿼트는 거의 모든 사람에게 있어 필요한 거의 유일한 스쿼트라고 생각한다. 만약 백 스쿼트에서 바에 의해서 아픈 경우(난 이것을 언급하지 않을 것), 손목이 프론트 스쿼트를 할 때 아플 경우(이것도 아직은 할 얘기가 있지만 참겠다) 그리고 에어로빅 강사가 한 다리 운동의 다양성을 위해서 스텝 박스 사용을 금지할 경우, 가블릿 스쿼트를 시도하라. 100파운드 이상의 벨을 잡고, 가블릿 스쿼트를 10번씩 몇 번의 세트를 수행한다면, 다음 날 아침에 화장실의 변기에 좀 더 쉽고 편안하게 앉을 수 있는 것에 의아해할 것이다. 만약 이전에 스쿼트를 해본 적 없다면, 내가 제안하는 '시스템'을 따라해보길 권한다.

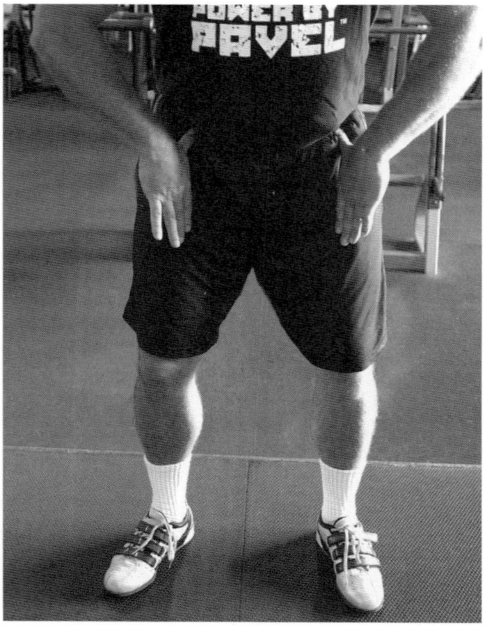

1. 팔꿈치를 이용하여 스쿼트를 하라

먼저 세 번의 연속 수직 점프를 수행한 다음 아래를 본다. 이것은 매번 스쿼트를 할 때 발을 배치해야 하는 대략적인 위치가 된다. 발가락이 약간 밖으로 향해야 한다는 사실은 잘 알려져 있지만 대부분의 사람들은 아래를 보고 발을 지나치게 밖으로 돌려버린다.

발의 너비를 설정하고 엉덩이와 무릎을 구부리고, 할 수 있는 한 몸을 낮춘다. 그런 후, 가장 깊게 앉았을 때, 팔꿈치를 이용하여 무릎을 바깥으로 밀어낸다. 발이 바닥에 평평하게 유지가 되어 있고, 엉덩이가 무릎 높이보다 아래로 내려갈 수 있게 한다.

그 자세에서 2~3초간 휴식을 취한 후, 조금 더 깊게 내려가고, 다시 한 번 팔꿈치를 이용하여 무릎을 바깥으로 밀어준다. 그것은 우리가 허리를 접어서 내려가기보다는 몸통을 다리 사이에 떨어뜨릴 수 있도록 해주기 것이기 때문에 대부분의 사람들은 팔꿈치를 사용하는 이런 작은 방법으로, 스쿼트를 보다 쉽게 할 수 있다.

2. 문 손잡이 드릴을 수행하라

스쿼트를 하체 위주 운동이라고 생각하겠지만, 스쿼트를 제대로 하기 위해선 상지의 적절한 정렬을 맞추는 것이 필수적이다. 이 드릴은 완벽한 자세를 만들어준다. 가슴과 어깨, 그리고 코어근육을 단단하게 함으로써, 몸 전체에 균등하게 부하를 배포할 수 있다. 그 결과, 부상의 위험을 줄여 더 큰 부하를 들어올릴 수 있다.

드릴을 수행하는 법은 다음과 같다.

문 손잡이에서 팔의 길이만큼 떨어져 서서 양손으로 손잡이를 잡는다. 위에서 알려준 방법의 보폭으로 발의 너비를 설정한다.

이제 수영복 모델들이 걷고 있다는 것을 상상해보라. 자연스럽게 허리를 단단하게 만들어 가슴을 들어올릴 것이다. 광배근은 자연스럽게 약간 펼쳐질 것이며, 어깨는 살짝 뒤로 당겨져 이동할 것이다. 나는 그러한 이미지가 많은 여성들을 환호하게 만드는 것이라고 말해왔다.

문 손잡이를 잡고 가슴을 세우고 팔을 길게 똑바로 펴 있는 상태를 유지하면서, 하지의 엉덩이와 무릎을 접고 뒤로 기대면서 내려간다. 그러고 난 후 다시 일어선다.

3. 이제, 가블릿 스쿼트를 실시하라

가블릿 스쿼트는 케틀벨을 잡는 방식, 즉 잔을 잡듯이 중량을 쥐는 모습에서 그 이름이 유래하였다. 가블릿 스쿼트는 어쩌면 당신에게 가장 필요한 스쿼트 형태일 수도 있다.

시작은 25~50파운드의 가벼운 덤벨로 시작하여 덤벨을 수직으로 유지하면서 가슴 앞에서 중량을 단단히 안고 수행한다.

팔꿈치가 아래쪽을 향하도록 하면서, 스쿼트를 하여 몸을 낮춘다. 팔꿈치가 무릎의 안쪽을 스쳐 지나가듯이 내려간다. 이때 팔꿈치로 무릎을 바깥으로 밀어내는 것은 괜찮다.

선 자세로 다시 돌아간다. 상체가 천장에서 바닥까지 수직으로 연결된 원통 안에 있는 것처럼 상체는 거의 움직이지 않는다. 앞뒤로 약간의 움직임이 발생할 수 있지만, 엉덩이와 다리, 그리고 요부(허리)를 하나의 유기체처럼 움직인다면, 이상적으로는 좌우로 몸이 흔들리거나 움직이지 않는다.

첫 번째 시도 시 완벽하지 않더라도 걱정하지 말라. 움직임에 대해서 처음으로 생각 하고 시도할 때, 대부분의 사람들의 자세는 엉망이다. 다만, 팔꿈치가 무릎을 문지르면서 아래로 미끄러져 내려가자. 이렇게 하게 되면 좋은 역학으로 움직이는 데 도움이 될 것이다.

6주간의 스쿼트 101운동

만약 당신이 운동 초보 남성인 경우, 6주간의 계획에 따라, 100파운드의 가블릿 스쿼트를 하는 것이 목표이다. 상지는 단단하게 유지하고, 둔근, 대퇴사두근과 슬괵근(햄스트링)을 작동시켜 무거운 무게를 들어올린다. 100파운드의 무게는 아마도 인상적으로 무거운 무게는 아니지만, 그것을 시도할 수 있을 때까지 기다려야 한다. 세 자리 숫자의 중량을 사용하여 10회씩 몇 세트를 할 수 있는 날이 온다면, 스쿼트가 몸 전체에 이점을 가져다준다는 것을 인지할 수 있을 것이다.

1~2주차: 처음에는 기술 연마에 주력한다. 주 5일, 5~20회 반복 횟수로, 3~4세트의 가블릿 스쿼트를 가벼운 덤벨이나 무거운 책을 이용하여 수행한다.

3주차: 주당 3일, 세션 사이에 최소 하루를 쉬고 스쿼트를 수행한다. 기술을 개선시키고 근력과 근지구력을 증가시킬 수 있다.

- 첫째 날: 랙 워크 업을 수행한다. 가장 가벼운 덤벨을 잡고 한 세트에 5회 반복 가블릿 스쿼트를 수행한다. 랙에 무게를 다시 걸고 난 다음 조금 더 무거운 덤벨을 든다. 덤벨을 바꾸는 데에는 20초 이상이 소모되지 않도록 한다. 또 다른 세트를 수행하고, 완벽한 기술을 할 수 있는 한 계속 무게를 높여나간다.
- 둘째 날: 첫째 날의 반대로 수행한다. 즉 랙 워크 다운(무게를 내리는) 방식을 진행한다. 시작은 첫째 날 수행한 중량 중 두 번째로 가장 무거웠던 무게로 5번

반복 횟수로 한 세트를 완료한다. 다음으로 점차 가벼운 무게로 내려가며, 5번 반복 횟수로 각각의 세트를 수행한다. 총 10에서 12세트를 수행하며, 세트 사이의 휴식 시간은 20초를 넘기지 않아야 한다.
- 셋째 날: 첫째 날과 둘째 날의 운동을 결합한다. 5회 반복 횟수를 한 세트로 수행하고 점차 무게를 올린다. 수행할 수 있는 가장 무거운 무게에 도달 했을 때, 다시 무게를 낮추어 세트를 수행한다. 다음 스쿼트를 하기 전에 이틀 동안 휴식을 취한다.

4주차: 3주차와 훈련 방법은 같다. 하지만 지난주보다 더 무거운 덤벨을 사용하고 반복 횟수는 3회로 한다.

5주차: 지금까지의 훈련으로 가블릿 스쿼트가 보다 편해졌을 것이다. 이제는 근육을 만들고, 근력을 향상시키는 것에 초점을 맞출 수 있다. 운동 사이에 최소 하루의 휴식을 가진다.

- 첫째 날: 지난번에 마지막으로 사용한 덤벨을 사용하여 20회 반복 횟수 2세트를 실시한다. 세트 사이에는 2분 동안 휴식을 취한다.
- 둘째 날: 어렵게 10회 반복 횟수를 완료할 수 있는 중량을 선택한다. 8회 반복 횟수로 3세트를 실시한다. 세트 사이에는 60초 간 휴식을 한다.
- 셋째 날: 랙 워크 업을 수행한다. 같은 무게로 3회 반복 횟수를 실시하며, 자세나 기술이 망가질 때, 운동을 멈춘다.

6주차: 이번 주 주제는 간단하다. 즉 들 수 있는 중량이면, 그 중량으로 스쿼트한다.

- 첫째 날: 일반적인 랙 워크 다운을 실시한다. 무거운 중량을 사용하여 세트당 3회 반복 횟수를 수행한다. 그리고 같은 방식으로 한 번 더 하는데 이번에는 약간 더 무거운 덤벨을 사용한다. 세트 간의 휴식 시간을 20초를 넘기지 않으며, 워크 다운 사이 30초를 넘기지 않는다.
- 둘째 날: 가블릿 스쿼트로 몇 번의 웜업 세트를 한 후 랙 워크 업을 두 번 실시한다. 한 세트당 3번의 반복 횟수를 하고, 세트 사이에는 30초의 휴식 시간을 가진다.
- 셋째 날: 몇 번의 가벼운 무게로 세트를 실시하여 웜업을 한다. 그런 뒤 3번 반복할 수 있는 가장 무거운 중량을 찾아 가블릿 스쿼트를 수행한다.

스쿼트 프로그램

위에서 언급한 사항들을 포함하여 데일리 스쿼트 프로그램에서 몇 가지 조정해야 하는 부분들이 있다. 먼저 알아둬야 할 것은 다음과 같다.

높은 반복 횟수의 스쿼트를 할 것이다. 즉 이제는 바벨을 등 위에 올린다는 것을 의미한다. 스쿼트 방법을 알지 못하는 경우, 내가 방금 설명한 6주간의 스쿼트 프로그램을 통해 배울 수 있을 것이다. 어떤 방향성이나 오리엔테이션 없이 무작정 스쿼트하는 것보다 훨씬 낫다. 제발 날 좀 믿어라. 스쿼트를 할 줄 모른다면 6주간의 프로그램을 마스터해라! 꼭 부탁한다.

고반복 횟수의 스쿼트를 하고 있기 때문에, 바 밑에서 많은 시간을 보낼 것이다. 여러분 중 일부는 목이나 어깨 또는 어떠한 것 때문에 아파서 불평을 할 수 있을 것이다. 그것에 대해 누군가는 조심하라고 말할 것이다! 하지만 이것은 사실이 아니다. 그것이 진짜 문제가 되는 경우 스쿼트용 패드를 구매하라. 스쿼트를 할 때 목이나 등, 어깨의 통증이 심하다면, 다리에 집중을 하지 못한다.

두 번째로, 나는 사용하는 중량에 대한 몇 가지 강한 주관을 가지고 있다. 운동 시 다루는 중량은 내가 '천연 가중치(자연적인 무게)'라고 부르는 무게여야 한다. 45파운드의 플레이트를 바의 양쪽 면에 끼우면 총중량은 134파운드이다. 나는 5파운드, 10파운드 또는 2파운드, 0.5파운드 같은 자잘한 플레이트를 사용하는 것을 반대한다. 단지 '자연적인' 45파운드, 35파운드 그리고 25파운드의 플레이트를 사용한다.

왜냐고? 여러 이유 중 하나는 고반복 횟수의 운동을 할 때, 그 짜잘한 무게의 플레이트들이 이리저리 움직이기 때문이다. 물론 그것들이 움직이지 않게 하는 방법을 알고 있지만, 작은 플레이트는 큰 플레이트보다 바의 끝 부분에서 마치 춤을 추듯 움직이는 경험이 있다.

그래서 우리는 작은 플레이트들을 추방해야 한다. 다른 이유는 작은 세부 사항에 대한 걱정을 할 필요 없이 쉽게 루틴을 계획하고 프로그래밍 할 수 있다는 점 때문이다. 그리고 5파운드 플레이트는 신경 쓸 필요 없는 세부 사항일 뿐이다.

만약 이 정도의 중량을 다룰 수 없는 경우, 아마도 가벼운 무게로 낮추어 훈련 프로그램을 정확하게 따라야 할 것이다. 만약 회원이 이 중량으로 수행하지 못한다면, 난 6주간의 덤벨 훈련 프로그램을 시도하였는지를 물을 것이다. 그 훈련을 수행을 했다고 한다면 가벼운 무게로 훈련한다. 135파운드 이하의 무게를 다룰 수밖에 없다면, 기본 근력을 키워줄 장비를 사용하는 훈련을 해야 할 것이다. 만약 6주간의 훈련 프로그램을 하지 않았다면 이를 먼저 시도하라!

이 프로그램은 과거에 다른 벌킹 프로그램에 실패하였거나 매우 성공적인 접근을 시도하고 싶은 사람들에게 초점을 맞추었다는 것을 기억하라. 날 믿어라. 스쿼트 루틴에서 간단한 숫자들을 다루는 것이 퍼센트나, 미세하게 무게를 조정하는 것보다 훨씬 낫다. 스쿼트를 하는 동안 머리가 강한 스쿼트가 아니라 숫자놀음에 집중하는 것은 시간 낭비이다. 그저 스쿼트를 하는 것에만 초점을 맞춰라.

135파운드 또는 그보다 작은 중량을 수행할 시 다음과 같이 훈련할 수 있다.

45(빈 바)
95
115
135

135~185파운드의 중량을 수행할 수 있다면 이 무게를 이용할 수 있다.

45(빈 바)
95
115
135
185

185~205파운드의 중량을 수행할 수 있다면 이 무게를 이용할 수 있다.

45(빈 바)
95
115
135
185
205

중량을 '많이' 치는 사람들은 이 무게를 이용할 수 있다.

45(빈 바)
95
115
135
185
205
225

이 프로그램을 진행하면서 225파운드 이상의 중량을 사용해 고반복 스쿼트를 하는 이들로부터 흥미로운 사실 하나를 알게 되었다. 키가 크고 팔다리가 긴 사람 중 300파운드 이상을 다룰 때 자세의 흐트러짐이 쉽게 보이는 이들은 부상에 노출될 확률이 높았다는 점이다.

06

땅콩버터와 잼 샌드위치의 기적

1975년도에 이런 이야기를 들었다면 나는 콧방귀를 꼈을 것이다. 이는 1985년, 1995년, 그리고 2005년에도 마찬가지였을 것이다. 나도 내가 최소한 훈련과 영양적인 면에서, 땅콩버터와 잼을 바른 샌드위치가 괜찮다고 말할 줄은 꿈에도 몰랐다. 땅콩버터와 잼을 바른 샌드위치는 벌크업을 위한 프로그램에서 훌륭한 간식이라 할 수 있다.

자, 이제 손을 들고 질문을 하길 바란다.

"간식으로 참치 샌드위치가 더 좋지 않나요?" "삶은 달걀은요?" "정어리는 어때요?"

맞다. 당신이 생각하는 바가 더 옳다. 나 역시 매 시간마다 삶은 달걀을 까먹었고 꿀꺽 삼키기 위해 깨끗한 물을 들이켰다. 나 역시 맛있고 신선한 참치를 먹기 위해 통조림 오프너를 항상 들고 다녔다.

물론 좋은 결과를 보았다. 하지만, 벌크업 식단을 위해서라면 맛도 좋고, 많은 양의 열량을 공급하면서 간편한 간식이 더욱 괜찮은 선택이 아닐까?

참치와 계란을 이용한 간식이 '정석적'이긴 하다고 생각한다. 6주 동안 비리고 텁텁한 맛을 즐기기 바란다.

당연히 식이섬유가 풍부히 함유된 빵, 그리고 식료품 가게서 이를 대체할 수많은 선택지를 찾을 수 있다. 설탕이 적게 함유된 잼이나 '건강한 지방'이 들어 있는 땅콩버터를 사용할 것을 권한다. 오메가-3가 풍부하게 들어 있는 땅콩버터를 구할 수도 있을 것이다. 땅콩버터와 잼을 바른 샌드위치에는 10그램에 가까운 식이섬유와 적정량의 단백질, 그리고 200~500칼로리 정도가 들어 있다.

더욱 중요한 점이 있다. 땅콩버터와 잼 샌드위치는 하루에 몇 개를 먹든 미식거리지도 않고, 구토를 유발하지도 않는다. 벌크업 프로그램을 하면서 맛없는 음식만을 먹어왔던 사람이라면, 땅콩버터와 잼 샌드위치를 좋아할 수밖에 없을 것이다. 건강식이 아닌 이런 간식을 먹으라는 게 믿기지 않을 수도 있다. 참고로 예전에 어떤 소녀는 계란이나 참치를 먹는 것보다 땅콩버터와 잼 샌드위치를 먹는 게 환경에도 좋은 것이라고 말했는데, 뭐 왜 그랬는지는 모르겠지만 당신이 헐크가 되고 싶다면, 여러 잡다한 식단들에 대해서는 잊길 바란다.

다음은 간식 선택 시 고려해야 하는 사항이다.

1. **가지고 다니기 쉬워야 한다.**
2. **섭취 방법이 간단해야 한다.**
3. **만들기 쉬워야 한다.**
4. **실제로 잘 먹을 수 있는 음식이어야 한다.**

5가지 또 다른 조언 사항

1. Stop(멈추기)

근육을 만드는 프로그램에서 사람들이 간과하기 쉬운 것은 바로 STOP 즉, 멈출 줄 알아야 한다는 것이다.

농구 하는 것을 멈춰라. 조깅을 멈춰라. 에어로빅 수업을 멈춰라. 맹세컨대, 다음과 같은 이메일을 한 번이라도 또 보낸다면 가만두지 않겠다.

"댄, 나는 하이랜드 게임에 관심이 있습니다. 체중을 좀 불리고 싶지만, 일주일에 3일은 MMA 수업을 들어야 하고, 농구 경기는 두 차례 정도 해야 합니다. 게다가 마라톤도 겸비해야 하는데요, 이 상황에서 체중을 60파운드 정도 불리려면 어떤 운동을 해야 합니까?"

말하건대, 위와 같은 행동은 과도한 운동 스케줄이 아니라, 아예 아무 것도 아니다. 천천히 걷는 법을 배워라. 누워서 쉬는 법을 배워라. 낮잠 자는 데 익숙해져라. 평생의 코칭 경력을 통틀어 가장 어려운 일 중 하나는 바로 순수 근매스를 만드는 것이라 생각한다. 체중을 붙이는 것을 말하는 것이 아니다. 단순 체중은 탄산음료나 마시고 도넛 박스를 들고 다니면 충분하다. 나는 지방질 없는 순수 근육을 의미한다.

2. 순수 근육량을 늘린 뒤, 전체적인 매스를 키워라

백에 한 사람 정도만이 매스를 키우는 프로그램에 대한 나의 조언을 되새긴다. 이는 바로 순수 근육량을 먼저 만들어야 한다는 것이다. 대학 시절 한 친구는 아마추어 보디빌딩 대회에 나가기로 하고 야채와 보충제만 한 달 간 섭취했다. 맞다, 방금 읽은 그대로 그 친구는 시도했다. 하지만 여러분은 시도하지 마라. 그의 마지막 워크아웃을 위해서 그의 친구들은 말 그대로 그를 바닥에서 끌어 올려야 했다. 그가 다뤘던 무게들은 평소 다뤘던 중량에 훨씬, 정말 훨씬 못 미치는 숫자였다. 그러나 조명 아래에선 멋지게 보이는 몸을 가질 수 있긴 하였다.

재밌는 점은 대회가 끝난 지 몇 주 그리고 몇 달 뒤에 일어났다. 그 친구의 몸이 폭발적으로 커진 것이다. 말 그대로 몸이 부풀어 올랐다. 그는 모든 좋은 측면에서 사이즈가 커졌으며, 거의 매일같이 변화하는 모습을 보였다. 여기에는 과학적으로 합당한 이유들이 있다는 것을 알고 있지만, 일단 제쳐두도록 하자. 나는 이와 같은 현상을 가속 다이어트(Velocity Diet)를 진행하고 난 뒤에 직접 겪었다. 일주일이 지나고 역도 대회에 출전했을 때 많은 사람들이 나의 체중이 2파운드 줄었음에도 근육은 10파운드 늘었음을 확인했다. 여러분도 순수 근육량을 늘리는 것을 목표로 노력하길 바란다!

3. 계획을 따르고, 임무를 완수하라

우리는 워크아웃 강도를 높여야 할 필요가 있다. 나는 대학 시절 대회 전 차가운 커피를 마시고 자몽을 먹는 것으로 지역 라디오 방송과 신문에 자주 언급되며 유명했다. 여기에는 두 가지 사항이 있다. 먼저, 나는 평소에는 커피를 마시지 않았다. 그래서 대회 전 커피를 마시면 약간 부스팅되는 느낌을 받았다. 두 번째로, 어디선가 읽었는데 자몽이 카페인의 효과를 더욱 잘 내게 해준다는 사실이다. 아마 여기에는 어떤 기전들이 있으리라 생각하지만, 일단 얻을 수 있는 이점이라면 꼭 챙기도록 하라!

적절하다고 생각되는 것이라면 무엇이든 섭취해보라. 편의점이나 건강 관련 제품 가게에서 훈련에 도움이 되는 여러 제품 및 옵션을 찾아볼 수 있을 것이다. 이러한 도움의 효과가 나타나기를 기다리면서 워크아웃을 확인하고, 반복해서 목표들을 점검하고 완수하도록 하라!

당신의 남은 커리어를 성공적으로 이끌기 위해서 다음 조언을 기억하라. 내가 줄 수 있는 백만 달러 가치의 조언은 다음과 같다. "훈련을 하기 전에 계획을 세워 작성하라. 그리고 이를 실현하라."

4. 몸을 키우기 위해선 따뜻한 상태를 유지하라

내가 한창 몸을 불리려고 노력하고 있을 때, 딕 노마이어가 몸을 따뜻하게 유지하라고 했는데, 나는 그가 제정신이 아닌 줄 알았다. 그는 체육관에서 항상 맨투맨을 입고 몸이 춥지 않도록 스웨터와 자켓을 챙겨 입고 다니라고 조언했다. 여러분, 이는 고리타분한 이야기 같지만 추위에 떠는 것과 갈색 지방에 관련한 연구들은 그의 조언을 뒷받침해준다.

만약 몸을 키우려고 노력하는 중인데, 추위 때문에 몸을 떨게 된다면 우리 몸은 에너지원을 열을 내는 데 사용하려 할 것이다. 이는 사소한 요소이긴 하지만, 시도해볼 만한 가치는 충분히 있다.

65킬로그램짜리 남자가 민소매 티를 입고 문신을 새긴 깡마른 팔을 드러내며 밖을 돌아다닐 때, 당신은 보디빌더와 같은 우람한 몸으로 그를 압도할 것이다.

5. 미심쩍을 때에는, 단백질을 더 섭취하라

자, 단백질을 더 먹으라고 또 말할 필요가 있는가? 가속 다이어트를 통해 얻은 가장 큰 가르침의 하나는 내가 단백질을 충분히 섭취하지 않았다는 것이다. 충분한 단백질 섭취에 대해서는 여러 가지 주장이 있지만, 나 역시 나의 경험과 경력에 비추어 매우 간단한 이 사실을 강조하고 싶다. 단백질 보충제이든, 훈련 후 용도의 드링크 제품이든, 고기이든, 물고기이든, 계란 또는 그 무엇이든 간에, 단백질을 더 섭취하라!

07

원리에 입각한 벌크업: 6주간의 접근

하루 운동을 하고, 이틀을 쉬는 것은 아마 벌크업에서 '최고'의 선택 사항이다. 이틀의 쉬는 기간은 운동 사이에 충분히 쉬는 하루와 운동 바로 전날 재충전(recharge)을 결합하는 것을 의미한다. 이것은 매일매일 항상 운동하는 사람들에게 해당하는 일은 아니다. 물론, 그런 사람들은 벌크업에 대한 자신의 목표치에 다다르는 것에 종종 실패한다. 이 프로그램과 다른 문제는 일주일 내내 열려있는 리프팅 시설(체육관)이 필요하고, 정해진 날짜에 훈련을 해야 한다는 것이다.

이것을 해야 하는 경우, 일주일 중 이틀을 이 프로그램으로 운동할 수 있다. 월요일 · 금요일 / 화요일 · 토요일, 또는 수요일 · 일요일 하는 식으로 수행할 수 있다. 이 경우 모든 훈련일정, 즉 14일을 채워 평가를 제대로 하기 위해 추가적인 훈련 주를 넣을 수도 있다.

훈련 프로그램에 다른 워크아웃이나 무언가를 추가하려 한다면, 그렇게 하지 말라고 강력하게 충고하고 싶다. 그것은 더 이상 내가 추천하는 프로그램이 아니다! 이것은 종종 사람들이 놓치는 중요한 점이다. 이것저것 무자비로 계획된 프로그램을 수정하고 첨가한다면, 이것은 더 이상 규정된 프로그램을 수행하는 것이 아니게 되고, 그것은 성공을 위한 가능성을 흐트러뜨리는 것과 같을 것이다.

하루 운동하고 이틀을 쉬는 계획에서는, 하루 운동하는 날이 스트레스가 될 수도 있다.

각각의 훈련하는 날은 완전히 재정비하는 이틀이 따라온다. 이 이틀 간은 각각 각 훈련일에 대한 휴식과 재충전으로 구성된다.

6주간의 프로그램 차트는 다음 페이지를 따른다.

	월요일	화요일	수요일	목요일	금요일	토요일	일요일
Week 1	훈련 **1일**	휴식	재충전	훈련 **2일**	휴식	재충전	훈련 **3일**
Week 2	휴식	재충전	훈련 **4일**	휴식	재충전	훈련 **5일**	휴식
Week 3	재충전	훈련 **6일**	휴식	재충전	훈련 **7일**	휴식	재충전
Week 4	훈련 **8일**	휴식	재충전	훈련 **9일**	휴식	재충전	훈련 **10일**
Week 5	휴식	재충전	훈련 **11일**	휴식	재충전	훈련 **12일**	휴식
Week 6	재충전	훈련 **13일**	휴식	재충전	훈련 **14일**	휴식	재충전
Week 7	**프로그램 평가**						

휴식

우리의 시작은 어렵지 않다. 바로 휴식이다. 휴식 날에 대한 오해가 많다. 실질적으로 육체적인 일을 아무것도 하지 않는 날을 시도해보는 것을 권한다. 농구 게임, 스키, 조깅, 마라톤 등 모든 육체적인 활동을 피하라.

휴식하는 날에는 그저 벌크업에 관한 일들에 대해 자신을 돌보는 것이 이상적인 것이다. 이날에는 간식용인 샌드위치를 미리 준비할 수 있다. 나는 이날에 삶은 콩과 오트밀을 준비하고 '추수 감사절'을 예행 연습하듯 먹거리를 미리미리 준비한다. 이날은 쇼핑, 장만, 준비 등 음식을 조리하고 쌓아두는 날이다. 이제 아침에 일어나면 하루 중 먹을 음식에 대해 고민하지 않게 될 것이다.

음식과 물과 피시오일 캡술을 담기 위해 더플백이나 작은 캐리어가 필요할 것이다. 단, 이는 평생의 습관이 아니다. 단지 6주간의 훈련을 위해 필요한 것일 뿐이다. 명심해라! 철저한 식사 준비 없이는 아무것도 이뤄낼 수 없다. 빵 한 덩어리와 한 통의 땅콩버터, 일부 젤리를 사용하여 12개 이상의 샌드위치를 만드는 것은, 처음에는 이상한 것처럼 보일 수 있다. 그러나 훈련하는 날에 그날 먹을 음식들이 미리 다 준비되어 있어야 한다는 것은 매우 중요한 사항이다.

훈련하는 날에 정신적 또는 정서적으로 집중하여, 음식을 정성껏 포장하는 것에 대해 소홀해지지 마라. 휴식 날은 웨이트룸에서의 (훈련) 휴식을 의미하지, 벌크업에 대한 노력에서의 휴식을 의미하는 것이 아니다. 실패하는 이들은 운동하는 날 동안에만 가차없이 밀어붙이고 휴식하는 날에 방심한다. 휴식하는 날을 갖기 위해 열심히 훈련을 해야 하고, 훈련하는 날에 대하여 휴식하는 날은 자신을 돌보아야 한다. 보다 현명하고 열심히 휴식하는 날을 보내면 더 강렬한 훈련을 할 수 있는 자신을 발견할 수 있을 것이다.

벌커(몸을 크게 만드는 사람)의 쇼핑 목록

성인을 기준으로 하여 섭취

- 가금류
- 소시지
- 베이컨
- 물고기
- 조개 - 그것에 알레르기가 없는 경우
- 통조림 참치
- 연어(캔이나 회로 이용. 연어구이야말로 최고이다!)
- 달걀(2~3판)
- 헤비 크림 - 커피를 마신다면

- 버터(만약 좋아한다면, 마가린 말고 진짜 버터)
- 치즈(치즈를 먹어도 된다면)
- 샐러드. 샐러드 채소는 대부분 생으로 먹는다.
- 야채(나는 냉동 야채를 사서 전자레인지로 데워서 그것을 반찬으로 이용한다.)
- 레몬과 라임을 달달한 음료에 넣거나 생선이나 샐러드에 짜 먹는다.
- 허브와 향신료
- 올리브유
- 계절 과일

벌크업을 위한 비장의 무기

- 식이섬유 함유량이 높은 빵
- 오메가-3를 함유한 저설탕 땅콩버터(찾을 수 있다면)
- 저설탕 젤리(찾는 데 최선을 다해라)
- 콩(검정, 핀토, 흰색)
- 건강 보조 식품
- 생선 기름
- 질 좋은 크레아틴 분말
- 우수한 단백질 분말(대두 추출 아닌 것)

집으로 가면 샌드위치를 만들고, 몇몇 음식을 준비하여 훈련에서 앞서나가도록 하라.

재충전

재충전이라는 개념은 댄 마틴(Dan Martin)과 내가 (특히 특정 연령의 사람들이) 고강도 훈련으로부터 생기를 회복하는 방법에 대한 토의 끝에 나온 개념이다.

특히 30세 언저리의 사람들은 다음 워크아웃을 진행하기 위해서, 그리고 장기간의 성장을 위해서 이러한 작업이 필요하리라 생각된다.

나는 스쿼트를 할 때 근육통이 있었다. 돌이켜보면, 나는 스쿼트를 할 때마다 항상 아픔을 느꼈다. 이게 그리 놀라운 일이 아니지만, 내가 힘든 스쿼트 운동을 마친 후 계단을 오르려고 할 때, 정말 원했던 것은 더 많은 스쿼트를 하는 것이었다.

하지만 해답은 여기에 있다! 몇몇 가벼운 스쿼트의 움직임은 파벨(Pavel)이 말한 것과 같은 "홈에 기름을 칠하는" 것처럼 보인다. 그리고 이를 통해 다시 나아갈 수 있다. 나의 재충전을 위한 운동은 어느 정도는 가동성 운동처럼 보이기도 하고 다소는 중량 운동처럼 보이는 경계에 있다. 난 세트 수나 반복 횟수, 부하에 대하여 전혀 걱정하지 않고 그저 움직임을 만들 뿐이다.

재충전 움직임을 너무 많이 할 필요는 없다. 사람들과 운동을 할 때, 나는 종종 이 운동에 대한 특정 목록을 요청받는다. 하지만 이 운동은 나의 친구 에드(Ed)가 즐겨 하는, 정말 훌륭한 다리 스트레칭과 같다. 너무 복잡하게 하지 마라. 스쿼트, 걷기, 당기기, 밀기, 힌지(경첩)의 움직임 그리고 어떠한 뻣뻣한 부위에 대한 스트레칭이나 근육통을 다스리고 관심을 좀 더 준다고 생각하라.

나는 가블릿 스쿼트 몇 세트, 요가의 코브라 자세와 다운 독 자세, 케틀벨 스윙과 몇 개의 프레스를 연속적으로 한다. 재충전 운동은 강도가 너무 높거나, 시간이 길거나 또는 너무 체계적일 필요는 없다. 그냥 단지 10~20분 몸을 움직일 수 있으면 된다. 그래! 그것은 간단하다.

케틀벨과 TRX 같은 소도구를 가지고 있는 경우, 이러한 도구를 사용하는 기본적 워크아웃을 하지만, 시간이 짧고 강도가 매우 낮도록 설정해도 된다. 그러한 도구가 없는 경우, 몇 가지 요가 자세나 또는 나가서 편안한 산책을 하라. 어떤 공원에는 몇 가지 간단한 운동 시설이 설치되어 있고, 또 산책 및 가벼운 움직임을 할 수도 있다.

이제 아이디어가 떠오르는가? 그렇다면, 움직여라!

진행 상황을 기록하라

스포츠 분야, 또는 재정적인 부분 등 그 어떤 분야에서라도 적용되는 성공법 하나를 추천하자면 그것은 바로 관련 일지나 일기를 기록하는 것이다. 이것은 목표를 향해 가는 진행 과정을 관찰할 수 있는 기회를 제공한다. 나는 1971년부터 일지를 계속 써오고 있다. 그리고 그것은 지금까지 나의 목표를 달성하는 방법을 추적하는 가장 좋은 도구이다. 예를 들어 나는 초기에 더 잘하는 경향이 있다. '초기'는 여러 가지를 의미한다. 결과가 일찍 나타나는 것, 초기에 필요한 작업을 미리하는 것처럼 여러 가지를 나타내는데, 이것은 또한 내가 일찍 적극적인 사업을 돌볼 때 번성할 것 같다는 의미를 포함하기도 한다. 할 수 있다면 사전에 하라. 이걸 어떻게 내가 알 수 있겠는가? 일지는 시간의 흐름에 따라 차곡차곡 기록을 쌓는다. 무엇이 우리를 성공으로 이끄는지 알고 싶은가? 일지의 기록을 추적해보라.

가장 저렴한 펜도 최고의 기억력보다 낫다는 말이 있다. 리프팅에서 우리의 기억력은 플랫폼에서 나오자마자 희미해진다. 225파운드를 짊어지고 운동하는 도중에 '생각하고 기억하는 것'들을 신뢰하지 마라. 적어 내려가라!

이 책의 뒤편에서 6주간의 훈련일지 표를 참고할 수 있다.

08

훈련 각 주에서의 팁들

각 주의 프로그램은 각각의 특징이 있게 전략적으로 만들어졌다. 그리고 매주 특정 목적을 배치해놓았다. 너무 앞서 나가거나 모든 사항들을 한 번에 몰아넣어 수행하지 말라. 쓰여진 그대로 프로그램을 실천하길 바란다.

1주차

1주차는 3번의 워크아웃이 있고 특별한 유의사항이 있지는 않다. 매일 3번의 식사와 여러 차례의 간식을 섭취하는 것을 시작해 보는 주이다. 운동을 제대로 했다면, 침대에 일찍 들어가 곯아떨어질 것이라고 기대하는 바이다.

벌크업에 성공 가능성이 높은 이들이라면, 몇 개의 땅콩버터와 잼 샌드위치, 사과를 백팩에 들고 다니는 것에 빨리 익숙해질 것이다. 실제로, 사과 섭취는 땅콩버터와 잼 샌드위치가 빨리 물리지 않도록 도와준다. 나는 2리터짜리 공병에다 물을 리필해가면서 하루 종일 계속 마시곤 한다. 간식을 두세 차례 여러 번 먹는 것은 벌크업에 도움이 되지만, 체중 자체를 늘리는 습관이 될 수도 있으니 유의하도록 하자. 간식과 도시락을 담은 가방을 어깨에 멜 때마다, 앞으로의 6주 동안 본인이 원하는 바가 무엇인지 항상 되새겨야 한다. 이 간단한 조언을 절대 가볍게 여기지 말라!

2주차

이 사항은 훈련 3일차 저녁에 시작하길 권한다.

내가 시도해본 모든 것 중, 이 방법은 대부분의 사람들이 효과를 본 가장 범용적인 팁이라 할 수 있다. 솔직히 이 테크닉은 나를 포함한 거의 모든 이들이 실패를 한 적이 없다.

이는 매우 간단한 팁이다. 잠자리에 들기 전에 프로틴 셰이크를 마시는 것이다. 보통 추천하는 섭취량은 2스쿱 정도이다. 즉 2스쿱의 프로틴 셰이크를 마셔라. 다음과 같은 질문을 나에게 던질 수도 있을 것이다. “잠자리에 들기 전이란 무슨 의미입니까?” 간단히 말해, 잠에 빠져들 것이라고 예상하는 시간으로부터 한두 시간 전을 의미한다. 너무 자세히 파고들지 말라. 취침 시간의 사전적 정의나 생리학적 정의 따위의 복잡한 것들은 내다버리고 단순히 생각하라.

이 방법이 효과를 발휘하는 데에는 두 가지 이유가 있다. 첫째, 많은 사람들이 저녁 식사 후 다음 날 아침을 먹기 전까지 '굶주림' 상태에 처해 있다. 즉 12시간까지도 공복 상태로 있을 수 있다는 의미이다. 저탄수화물 단백질 보충제는 혈당에 많은 영향을 미치진 않겠지만, 당신의 몸이 수면을 취하고 있는 동안 어떤 효과를 발휘할 것이다.

다음은 나의 RKC 동료인 팀 페리스(Tim Ferriss)가 언급한 내용이다. 이 지침을 따르면 다음 날 몸 상태가 더 개선되는 것을 느낄 수 있을 것이다.

> 아침에 느끼는 피로와 두통은 단지 수면 부족과 불량한 수면 상태에서만 오는 것이 아니다. 자는 동안 일어나는 공복 상태에서 기인하는 저혈당 상태가 종종 원인이 되기도 한다. 침대에 눕기 전에 아몬드 버터를 곁들인 샐러리나 오렌지 또는 아몬드 한 줌, 또는 저지방 플레인 요거트(무지방이 아니다)와 사과 같은 적은 양의 간식을 먹도록 하자. 하루에 8~10시간이나 자는데 피곤함을 느끼는 이유가 무엇인지 궁금한가? 이것이 해답 중 일부가 될 수도 있다. 당신의 영양 프로그램 중 취침 전 간식에 대해 고려해보도록 하자.
>
> - 팀 페리스의 블로그에서

팀은 베스트셀러 작가이자(A.J. Jacobs와 공동 저술) 부분에서 한 번 더 생각하게끔 만드는 동료이다.

매일 아침 이 사항을 평가해보라. 효과가 있는가? 효과를 발휘한다는 의미는 몸의 상태가 전체적으로 개선되는 경향을 띠고 좀더 숙면을 취하거나 회복 능력이 전반적으로 향상됨을 의미한다. 만약 효과가 있다면, 이 작은 팁을 당신의 훈련 계획에 늘 넣도록 하라. 즉 효과가 있으면 이를 벌크업 프로그램 내내 적용하라는 것이다.

나는 그런 경험이 없지만, 만약 효과가 없다면 단백질 공급원의 질을 따져보고, 일상에서 받는 스트레스 원인들을 고려하거나 프로그램의 다른 사항들에 대해서 다시 곰곰이 살펴보도록 하라. 현재 당신의 상태가 벌크업을 하기 적절한 시기가 아닐 수도 있다.

3주차

몇 년 전 나는 톰 파이(Tom Fahey) 박사와 대화를 나누는 좋을 기회가 있었다. 당신은 톰에 대해서 처음 들었다고 생각할지도 모르겠지만, 사실 그에 대해서 잘 알고 있을 수 밖에 없다. 그는 운동 분야 대학 교재를 집필한 사람이다. 또한 메이저 피트니스 잡지의 편집자이며 세계적인 수준의 원반던지기 마스터 부문의 선수이기도 하다. 그는 스포츠에 대한 모든 연구 조사 내용을 다음과 같이 요약하였다.

> "당신이 일정 수준에 도달하게 되면, 데드리프트와 벤치 프레스 기록을 향상시키고자 할 것이다. 엘리트 선수에게 절대적 스트렝스를 키우는 것은 그 무엇보다 중요하다."

나는 이와 같은 단순한 제안을 좋아한다.

그는 영양에 대한 생각도 다음과 같이 요약하였다.

> "댄. 흥미로운 사실이 하나 있는데, 훈련 전 그리 많은 양도 아닌 10그램 정도의 단백질을 섭취하면, 우리가 언제나 바라던 섭취 단백질이 근육으로 곧바로 이동하여 붙는다는 연구가 있다네."

그 뒤 톰은 이 기전에 대한 머리가 터질 것 같은 자세한 원리에 대해 설명해주었는데, 당신이 나를 믿는다면 실용적인 명제만 기억하면 된다.

그 핵심은 바로 훈련 전 1스쿱의 단백질을 마시라는 것이다. 웜업과 일반적인 훈련을 하는 사이에 구토를 하지 않으려면 어느 정도 시간을 사이에 두라. 놀라울 정도로 간단하고 작은 요소 아닌가?

즉 단백질 파우더와 이를 물과 섞을 셰이커를 가방에 챙기는 간단한 습관을 추가하자. 요즘은 전용 셰이커를 쉽게 구매할 수 있을 것이다.

4주차

자, 이제 당신의 플랜에 크레아틴 섭취를 추가하도록 한다. 크레아틴의 정의에 대해선 위키피디아에서 찾을 수 있을 것이다. 처음 이 제품이 나왔을 때, 거기에 붙은 경고 문구로 유명하였다. 그리 오래되지 않은 몇 년 전에, 부모들은 아들의 크레아틴 용기를 학교로 가져와, "이 제품이 정말 내 여동생이 나에게 귀뜸해준 것처럼 아나볼릭 스테로이드 아닌가요?"라고 물었었다.

자, 그렇다면 지금 일부 보충제 광고에서 말하는 것처럼 크레아틴이 모두에게 기적을 일으키는 제품일까? 아니다. 사실 나의 경우 크레아틴을 먹으면 속이 조금 부글거릴 뿐이다. 하지만, 크레아틴의 그 적은 복용량(크레아틴 용기에 서빙 사이즈 스푼이 얼마나 작은지 보라)에도 불구하고, 나의 선수들이 무거운 중량을 이전보다 신속하게 다루는 사실을 무시할 수는 없었다.

일반적인 복용법은 다음과 같다. 운동하는 날 최소한의 양을 섭취한다. 보통 5그램 정도이다. 만약 복용 후 별다른 문제가 없다면 이를 유지한다. 어떤 경우에는 2주간의 로딩

기간이 필요하다고 말하지만, 그렇게 신경 쓸 필요는 없다. 크레아틴을 아침에 아침 식사와 함께, 또는 다른 방식으로 섭취한다. 최소 복용량으로도 효과를 계속 내는 것처럼 보인다면 그 최소량을 유지한다. 그리고 상당 기간 복용한다.

이 책의 프로그램에서는 매주 크레아틴의 섭취량을 최소한으로 증량하는 방법을 선택하였다. 잘 작동된다면, 우리는 장기간 복용할 수 있을 것이다. 어떤 이들에게는 널리 알려진 복용법이 효과를 발휘하지 못할 수도 있다. 솔직히 그 누구도 언제, 어떻게 복용하는 것이 최상의 결과를 도출하는 방법이라고 제안하긴 힘들 것이다. 그리고 훈련양의 조절의 관점에도 이 아이디어를 적용하라. 아마 당신에게 효과가 있는 시간대가 있을 것이며 이는 성공을 촉진하는 노하우가 될 것이다.

5주차

이번 주의 추가 사항은 그 효과가 명확하다. 나는 선수들이 이 추가 사항을 훈련 계획에서 너무 일찍 도입하지 않도록 막는 데 많은 노력을 해야 했다. 자, 아침에 해가 뜨면 단백질 보충제 2스쿱을 섭취하자. 선수 중 일부는 아침 식사에 변화를 줌으로써 생기는 변화에 대해 보고하였는데, 아침 식사에 단백질 셰이크를 포함한 후 실제로 그들의 몸에서 긍정적인 변화가 보였다는 것은 매우 흥미로운 점이다. 또한 단백질은 식욕 억제에도 효과가 있는 것으로 보인다. 밥 아르노(Bob Arnot) 박사는 유리잔에 탈지 우유를 꽉 채워 마시면서, 그가 1998년에 출간한 서적인 『Revolutionary Weight Control Program』에서 같은 점을 주장하였다.

이번 주의 추가 사항은 단순히 근매스를 만드는 것 이상의 의미를 가지고 있다. 지방 감소, 근매스 증가 등 여러 가지 목표를 충족시켜준다. 그 적용도 매우 간단하다.

6주차

앞에서 소개한 모든 팁 중, 마지막 팁은 가장 개별적인 성격을 가지고 있다. 자, 우리 프로그램에서 계획한 마지막 두 워크아웃을 마무리하고 살펴보자. 단순히 훈련이 끝나고 단백질 한 스쿱을 섭취한다. 스쿼트 후 30분, 1시간 안쪽으로 마시는 것을 추천한다. 쿨다운과 리커버리 활동을 하라. 솔직히 50회의 스쿼트 후 몸이 회복되는 데는 어느 정도 시간이 걸릴 것이며 아무것도 하고 싶지 않을 것이다. 내가 이 프로그램을 했을 때에는 오토바이의 기어나 브레이크를 조작할 힘도 없어 위험하겠구나 하는 생각까지 들었다. 그토록 힘든 운동인 것이다.

훈련 후 단백질 섭취가 마음에 든다면, 유지하도록 하라. 훈련 후 섭취 드링크의 유효성에 대해서는 여러 논란이 있다. 어떤 사람은 이 팁이 보디빌딩 분야에서 줄 수 있는 최고의 가르침 중 하나라고도 하고, 어떤 이는 성장 호르몬을 억제하는 일이라고 논박하기도 한다.

나의 경우엔 위와 같은 양극단의 경험을 해본 적은 없다. 다만, 이 방법을 시행하고 난 뒤, 스쿼트와 클린 앤 저크가 훨씬 쉬워졌다.

7주차: 평가

찾아보면 당신이 따를 수 있는 수십, 수백 가지 프로그램이 있을 것이다. 나의 친구인 댄 마틴(Dan Martin)은 종종 나를 미스터 91이라고 부르는데, 내가 2주, 2달, 또는 90일 등 다양한 기간에 적용할 수 있는 수많은 프로그램을 창조해낼 수 있기 때문이다. 이제 7주차이다. 무엇을 할 것인가?

지금부터 하고자 하는 것이 내 스트렝스의 기반이다. 리프팅 기술과 멋진 근육과 지방의 비율(그리고 인생)의 성공에 어떤 것이 잘 작동하는에 대한 평가 기술이 바로 그것이다.

경고 사항: 6주간의 훈련을 마치면 당분간은 고반복 스쿼트는 멈춘다. 고반복 스쿼트 이후 한 가지 흥미로운 일이 생겼는데 하체 훈련에 대한 나의 태도가 바뀌어버린 것이다. 225파운드로 50회 반복 스쿼트를 하고 난 뒤, 웜업으로 5회 반복 한 세트를 하는 것이 충분치 않게 되어버렸다. 더욱이 고반복 스쿼트를 온전히 수행하고 난 뒤에는 하체 운동용 머신이 이 운동과 '같은' 효과를 낸다고 생각하기 어려워졌다.

이와 같은 6주를 보낸 뒤에는 복합 운동들을 탐구해볼 것을 권한다. 117페이지에서 시작되는 다양한 옵션을 시도할 수도 있을 것이다. 또한 다시 '전통적'인 훈련으로 돌아갈 수도 있다. 전통적이라는 단어의 정의는 순전히 당신에게 달려 있다. 나는 밀리터리 프레스, 데드리프트와 프론트 스쿼트(다른 역도 운동도 역시)를 선호하지만 우리 각자에 필요한 운동을 가져야 한다.

바라건대, 이제부터는 어른다운 식사를 하라! 그것만으로도 많은 목표를 달성할 수 있을 것이다. 고반복 스쿼트를 하지 않는다면, 땅콩버터와 잼 샌드위치는 식단에서 제하여도 된다.

지난 6주를 되돌아본다면, 어떤 팁들이 효과를 발휘하였나? 한 가지를 조정하는 것이 당신이 여태 했던 다른 것보다 효과를 발휘하였나? 다음과 같이 서열을 매겨보는 것도 나쁘지 않을 것이다.

가장 좋았던 순서

_______________ 취침 전 단백질 섭취
_______________ 운동 전 단백질 섭취
_______________ 크레아틴
_______________ 기상 후 단백질 섭취
_______________ 운동 후 단백질 섭취

그다지 과학적으로 보이진 않지만 순서를 매기는 데 별로 시간이 걸리진 않을 것이다. 물론 현재 1순위의 요소가 나중에는 다른 자리를 차지할지도 모른다. 시간이 흐른 후 다시 적용할 때나, 인터넷 등에서 당신에게 맞는 복용법을 찾아 적용하면 다른 요소가 1위가 될 수도 있는 것이다. 하지만 1번과 2번 순위는 언제나 가까이 두도록 하라. 이것들이 당신의 '비밀 무기'가 될 것이다.

워크아웃 기록 시트를 받았을 때, 기록하는 것이 얼마나 중요한 것인지 이해하게 될 것이다. 이를 통해 조정해야 할 점, 또는 작동하지 않는 것들에 대해 잘 추적해나갈 수 있다. 나는 프로그램 전반에 걸쳐 기록하는 것이 큰 도움이 된다고 생각한다.

또한 워크시트를 통해 되돌아보고 생각하는 시간을 갖도록 하라. 내가 제안하는 바는 간단하다.

네 가지 리프트(사실은 두 가지 범주이다)
하나의 복합 운동(6주 내내 같은 종류)
고반복 스쿼트

점진적인 훈련 프로그램을 만들 경우, 복합 운동은 어떻게 접목되어야 하는가? 그리고 복합성은 어떻게 접근해야 하는가?

결과물을 평가하는 방식 역시 매우 중요하다. 나는 일주일 만에 3파운드(약 1.4킬로그램)나 증량하였다는 보고도 받은 적이 있다! 그러나 내가 늘 주장하는 것처럼, 이 3파운드가 어떤 의미를 지닌 증량인지가 중요하다.

어떤 이들은 팔 운동을 하지 않았는데도 팔 두께가 크게 두꺼워진 것에 대해서 놀란다. 하지만 여기에는 또 다른 진실이 있다. 이 프로그램에서는 직접적으로 팔만 하는 운동은 없지만, 충분히 팔을 쓴다는 것이다. 이게 바로 훈련에 숨겨진 진실이다.

09

트레이닝

자! 마음을 단단히 먹어라. 이제 운동할 시간이다. 간단한 준비운동과 마무리 운동을 넘어 세 단계의 운동이 진행될 것이다.

상지 근력 운동
복합 운동
고반복 스쿼트

많은 사람들이 근비대 프로그램에서 근성장에 실패하는 가장 큰 이유는 너무 많은 것을 하겠다는 마음에 정작 근비대에 중요한 것들을 놓쳤다는 것이다. 첫째 더 강해져야 한다. 둘째 중량 아래 있는 시간을 좀 더 늘려야 한다.

실제로 체육관에서 이 외의 것들은 할 필요가 없다.

많은 사람들이 하지 운동을 할 때 겪는 문제점은 올림픽 바를 가지고 하는 운동 시 바의 높이가 이미 오래전에 규정되어져 있다는 것이다. 어떻게 보면 큰 문제는 아니다. 그러나 올림픽리프터들의 키를 보라. 파워리프터들은 재밌는 사실을 알려줄 것이다. 웨이트리프팅 스포츠는 키가 작은 선수를 선호한다. 심지어 원판과 원판 사이의 공간도 키가 큰 사람들에게는 너무 좁을 수 있다. 스내치 시 가장 이상적인 그립 너비는 실제로 내가 잡을 수 있는 너비보다 더 넓다. 데드리프트와 같은 간단한 운동은 5피트(약 152센티미터) 정도의 작은 사람에게 꽤 흥미롭고 재밌는 운동일 수 있지만 NBA 센터처럼 키가 큰 사람들에게는 잔인한 허리 리프트 운동이 될지도 모른다.

예전에 농구선수를 한번 스포팅해주면서 놀라운 것을 발견하였다. 그 선수가 바를 들고 딥스쿼트를 하는 동안 멈추지 않고 계속 내려가는 것을 볼 수 있었다. 키가 큰 사람은 바벨리프트 운동을 할 때 일반인들보다 훨씬 더 큰 움직임이 나타난다. 어떤 운동을 하더라도 일반적이지는 않다.

이번 웨이트리프팅 프로그램은 특히 순수 근육량을 늘리는 데 어려움을 겪는 사람들에게 해결책을 제시해주는 운동 프로그램이 될 것이다.

운동 템플릿

일반 워밍업

최근에는 워밍업이라 불리는 수많은 프로그램이나 DVD가 있어서 나는 어디서부터 설명을 해야 할지 모르겠다. 그래도 없는 것보다는 낫고 좋아하는 것을 추가하거나 빼도 상관없겠지만 나는 다음 방법을 따르기를 권한다.

1. 혈액의 흐름을 원활하게 하고 몸의 열을 살짝 올려라. 시간은 5분 미만으로 혈액순환에 도움이 될 만한 운동을 하는 것이 좋다. 덩치가 큰 사람들에게는 주로 자전거를 추천한다. 그 이유는 덩치가 큰 사람은 대부분이 이미 관절에 문제가 있는 경우가 많기 때문이다. 자전거나 걷기를 하는 정도의 간단한 워밍업은 좋지만 너무 과하게 해서는 안 된다. 가벼운 조깅이나 팔 흔들기 그리고 간단한 움직임들로 워밍업을 하는 것 역시 좋다. 솔직히 때로는 체육관에서 할 수 있는 준비운동보다 더운 날씨가 몸에 더 많은 열을 올려주기도 한다.
2. 마이크 보일의 조언을 통해 최근에는 폼롤러를 사용하기도 한다. 나는 등, 대퇴부 바깥쪽에 있는 장경인대, 햄스트링, 그리고 엉덩이 근육을 폼롤러로 문지른다(쓱쓱쓱). 그것은 약 2분 정도 걸린다.
3. 마이크는 최근 들어 정적 스트레칭을 권해왔다. 정적 스트레칭은 한동안 좋지 않은 평을 받았지만 몸의 타이트한 부분을 스트레칭 하는 것은 좋다고 본다. 고관절 굴곡근, 햄스트링 그리고 등 상부를 스트레칭을 통해 이완시켜줄 필요가 있다.
4. 우리의 운동 프로그램은 상체 운동부터 시작하기 때문에 그 필요성이 많지 않아 보이긴 할 테지만, 몇 차례의 스윙, 가블릿 스쿼트, 그리고 가벼운 뜀박질(뜀박질은 최고 노력의 3/4 정도의 강도를 뜻한다)이 도움이 된다.

상체 근력 운동

벤치 프레스

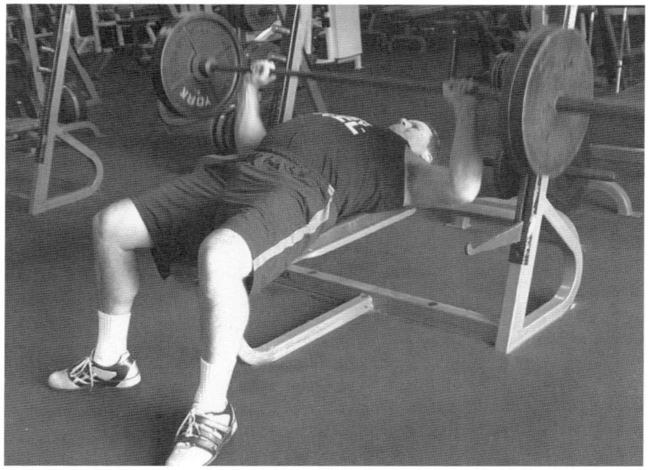

수많은 사람들이 벤치 프레스에 대해 비판을 하고 있고 이에 많은 사람들이 충격을 받고 있다. 하지만 이것은 프로그램을 위한 하나의 에피타이저일 뿐 메인 요리는 나중에 온다. 게다가 벤치 프레스에서 다룰 수 있는 무게를 다른 상체 운동에서 다루기는 힘들다. 오버헤드 프레스와 같은 다른 리프팅 운동은 뒤에서 다시 설명해주겠다. 걱정마라.

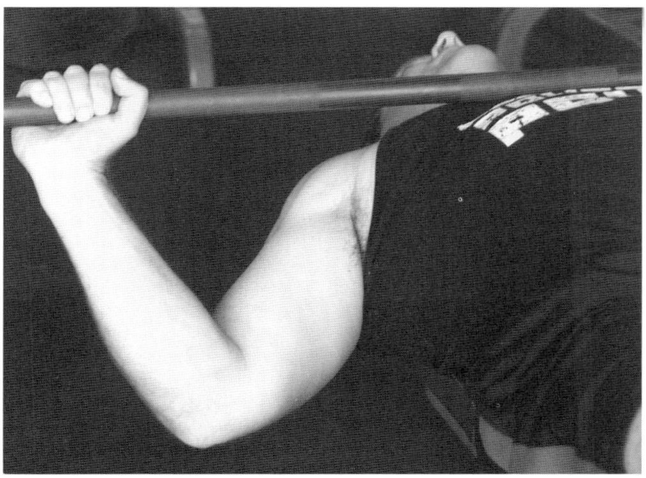

잘못된 예: 손이 팔꿈치 위에 위치하지 않는다.

대부분 사람들이 벤치 프레스를 할 때 겪는 가장 큰 문제는 손의 위치이다. 체육관에 오는 사람들은 종종 자신의 손 위치를 널링(바의 까끌까끌한 부분)에 위치시킨 후 바를 들어올린다. 이것은 보편적으로 많이 발생하는 오류이다. 벤치 프레스 시 팔꿈치는 손목 아래에 위치시켜야 한다.

나의 학생들에게 동료의 벤치 프레스 동작을 관찰해보라고 하였다. 그리고 그들은 자신의 동료들이 하는 동작이 얼마나 잘못되었는지를 알고 놀라게 된다(물론 나는 그들 역시 같은 방식으로 잘못된 동작을 하고 있다는 것을 지적한다). 더 효율적으로 더 많은 무게를 들어올릴 수 있도록 해주는 그립을 배우기 위해 몇 분 정도 시간을 투자할 만한 가치가 있다.

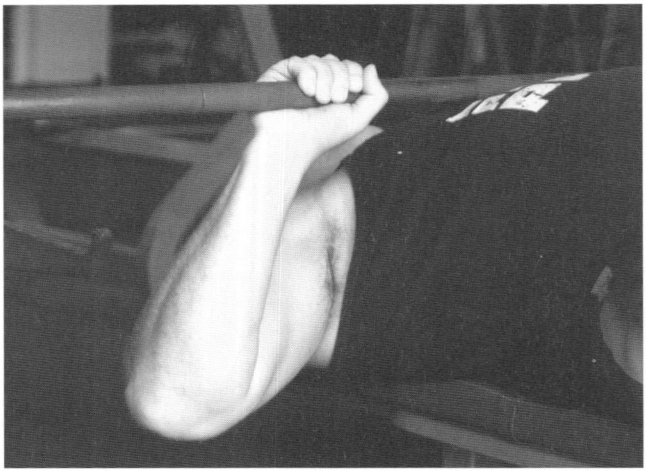

잘못된 예: 손이 팔꿈치 라인에서 벗어났다.

그리고 리프팅을 도와줄 만한 듬직한 보조자가 필요하다. 만약 믿을 만한 보조자가 없고 머신이 있는 상황이라면(일반적으로 허락하는 방법은 아니지만) 그 머신이라도 사용해라. 나는 오래된 유니버셜 벤치 프레스 머신을 사용하는 놀라운 프로그레션을 만들었다. 그러나 한계는 있다.

벤치 프레스를 향상시킬 수 있는 자원들은 풍부하다. 그것들을 알아가는 데 시간과 에너지를 투자할 만한 가치가 있다.

배트윙

최근 유행하는 운동들은 능형근을 무시한다. 등 상부의 중앙에 위치한 이 근육들을 강화시키는 것은 운동의 균형을 이루고 더 자신감 있어 보이게 해주는 자세를 만들어줄 것이다. 게다가 제지방량을 늘리기 위해 고군분투하는 사람들 중에는 장기간의 연부조직 문제가 될 수 있는 비정상적인 자세(posture)를 가진 경우가 많아 보인다. 지금 바로 고쳐주겠다.

무거운 케틀벨이나 덤벨 한 쌍을 잡아라. 벤치 위에 엎드린 후 케틀벨(혹은 덤벨)을 바닥에 내려놓는다. 케틀벨을 갈비뼈 쪽으로 당긴 후 가장 높이 올라온 지점에서 양쪽의 견갑골을 1초간 쥐어짜낸다. 위에서 봤을 때 몸통은 마치 박쥐의 날개처럼 보여야 한다.

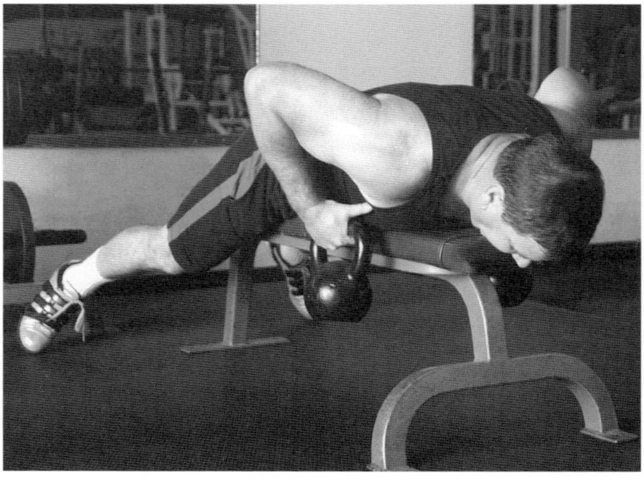

이 운동은 움직임 범위가 크지 않다. 케틀벨은 위 아래로 약 6인치(약 15센티미터) 정도만 움직여야 한다. 높게 당기면 당길수록 견갑골을 더 강하게 조여주어야 한다. 5회씩 5~6세트 시행한다. 반복 횟수는 적게 가되, 수축은 마치 등척성 형태처럼 이루어진다.

원암 프레스

제지방량을 늘려야 하는 운동선수들에게 한쪽만 사용하는 리프팅 운동을 하나를 가르쳐야 한다면 나는 원암 프레스를 가르칠 것이다. 그것을 통해 땅바닥에 뿌리 박기, 전신을 하나로 만들기, 아래쪽으로 잠그는 방법을 배울 수 있다. 또한 그것은 많은 근육군을 동원시키고 몇 가지 방법을 통해서 빠른 시간 안에 원암 프레스를 배울 수 있다. 러시안 케틀벨 지도자는(더 많은 정보를 얻고 싶다면 dragondoor.com을 방문하라.) 원암 프레스의 기본 동작을 보여줄 수 있다. 그 동작이 단순해 보이지만, 그들의 발 위치를 주시하기를 바란다. 나는 케틀벨 중량에 반응하는 전신의 감각을 느끼기 위해 종종 한 다리를 들고 이 운동을 한다. 이는 꽤 흥미로운 방법이다.

운동을 하는 동안 양발을 어깨너비보다 더 좁게 유지하라. 때때로 발뒤꿈치를 서로 붙이기도 한다. 운동을 하는 동안 케틀벨은 낮은 위치에서 시작하고(난 항상 충분히 깊게 내렸다는 것을 확인하기 위해 엄지손가락으로 가슴근육을 터치한다.) 팔꿈치가 완전히 펴질 때까지 올린다. 단 슈러그 동작은 하지 않는다. 나는 운동을 시작할 때 광배근을 강하게 조여주는 것을 좋아한다. 너무 복잡하게 설명했다면 미안하다. 케틀벨 손잡이를 움켜쥐고 머리 위로 밀어 올려라.

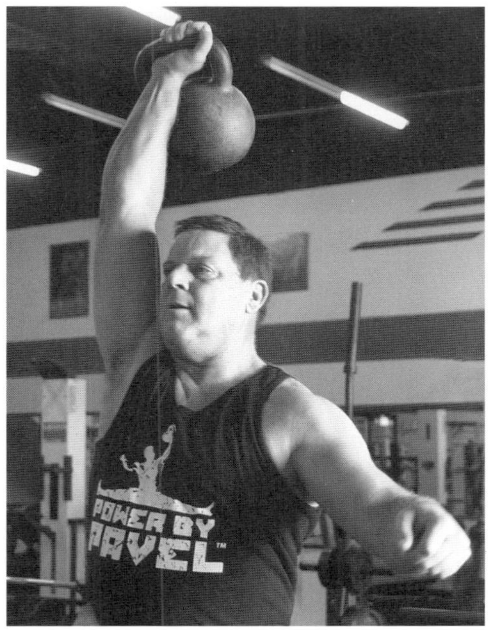

버드 독

이제 당신이 꼭 알아야 할 목록 중 하나인 버드 독에 대해 배울 것이다. 양손과 무릎을 바닥에 위치시켜라. 한쪽 팔을 바닥과 평행하도록 들어올린다. 팔을 전방으로 쭉 뻗고 반대쪽 다리를 뒤쪽으로 뻗어라. 그리고 그 자세를 유지하라. 반대쪽도 되풀이한다.

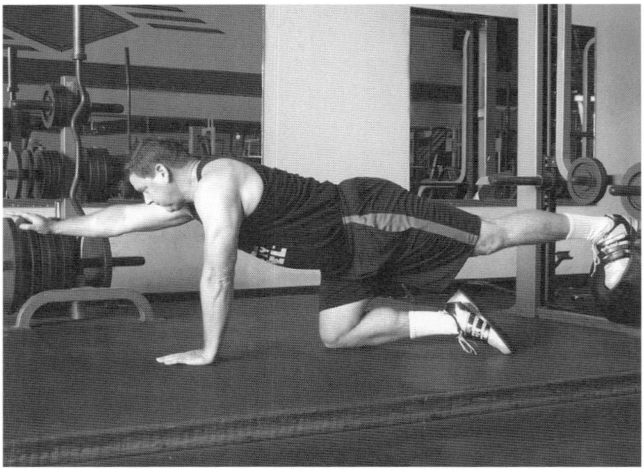

별거 아닌 운동이라고 생각할 것이다. 하지만 이 운동은 허리를 망가뜨리지 않고 큰 에너지 소비 없이 할 수 있는 굉장히 좋은 복근 운동이다. 벌킹 기간에는 복근 운동을 할 시간이 없다. 지금은 여러 가지 복근 운동을 할 시간이 아니다.

지금까지 소개한 네 가지 운동이 상체 근력 프로그램의 주 운동들이다. 너무 적다고 무시하지 마라. 그냥 훈련하는 날 시작하면 된다.

복합 운동!

조금 더 많은 근육량이 필요한데 더 이상 해야 될 것이 없는 운동선수들에게 복합 운동을 시행해왔다. 나는 훈련을 시작할 때부터 복합 운동을 해왔고, 몇 년 전에는 많은 사람들의 흥미를 끌 수 있는 몇몇 기사를 썼다. 그 기사들의 핵심은 아래와 같다.

복합 운동을 한마디로 말하면 '심플(simple)'이다. 복합 운동은 리프팅 운동의 시작과 끝이 바로 연결되는 리프팅 시리즈이다. 바벨은 두 손에서 놓거나 바닥에 내려놓는 것은 오직 모든 리프팅이 끝나고 난 뒤에만 허용된다. 바벨, 덤벨 혹은 케틀벨을 이용할 수 있지만 바벨을 사용하기 바란다. 분명 바벨 아닌 다른 도구도 그에 따른 장점이 있지만 더 큰 근육을 얻기 위해서 무거운 바를 사용하는 것만큼 좋은 것은 없다.

복합 운동을 구성할 때 핵심 사항은 바를 머리 위에서 어떻게 이동시키느냐이다. 예를 들어 백 스쿼트를 한 뒤 이어 로우 동작을 하고자 한다면 어떻게 해야 하는가? 나라면 바벨이 몸 뒤에 위치한 운동들을 먼저 쭉 수행하고, 바벨을 옮기는 횟수는 한 번 정도만으로 제한할 것이다.

그래서 이 운동들을 시도할 때는(처음에는 긴 빗자루를 이용하는 것이 좋다.) 다루는 중량

이 너무 커지기 전에 운동 진행 순서에 대해 생각해본다면 운동 시 노력을 약간이라도 절약할 수 있을 것이다

6주 벌킹 기간 동안 우리는 한 종류의 복합 운동만 할 것이다. 이것은 여러 이유가 있다. 첫째 그것은 여러 움직임을 마스터할 수 있도록 도와준다. 난 새로운 복합 운동을 더 하도록 북돋을 수 있고 다양한 변화를 좋아하는 사람들이라면 그것에 대해 굉장히 호의적일 것이다. 하지만 내 경험상 운동 시 여러 가지 운동을 하는 사람들은 대체적으로 마르거나 약골인 경우가 많다.

둘째, 이 복합 운동에는 밀기, 당기기, 스쿼트 그리고 구부리는 동작이 잘 섞여 있고 사이사이에 회복을 위한 충분한 휴식 시간이 존재한다.

마지막으로 복합 운동은 대체로 복잡하다. 운동하는 도중 복잡한 운동 동작들에 대해 기억해내려고 하고 다음 운동이 무엇인지 헛갈려 하는 것을 원하지 않는다. 차라리 그 시간에 몸에 오는 자극에 더 집중하길 바란다.

122페이지에서 내가 가장 좋아하는 복합 운동의 시작 부분을 발견하게 될 것이다. 복합 운동을 하는 동안 바닥에 놓고 볼 수 있는 PDF 파일을 나의 웹사이트에서 다운받을 수 있다(danjohn.net).

복합 운동의 의미를 잘 기억해야 한다. 복합 운동은 리프팅 운동들이 바로바로 연결되는 리프팅 시리즈이다. 모든 리프팅 운동이 끝난 후 바벨을 내려놓아야 하며 끝나기 전에 바벨을 손에서 놓지 말아야 한다.

순수 근육량을 키워주는 복합 운동

로우
클린
프런트 스쿼트
밀리터리 프레스
백 스쿼트
굿모닝

만약 8회의 운동을 한다면 8번 로우를 한 후 8번 클린을 해야 하고 8번 프론트 스쿼트를 해야 한다. 그 이후의 운동들도 마찬가지이다. 처음 몇 차례는 무게를 올리지 마라. 나를 믿어라. 무게를 올리는 방법은 좋은 방법이 아니다.

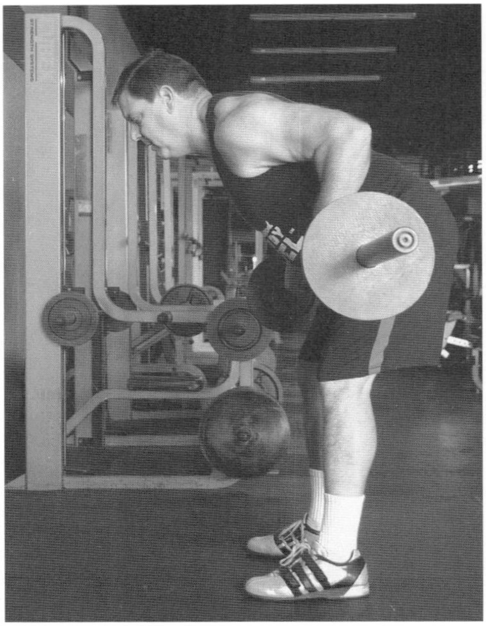

벤트오버 바벨 로우

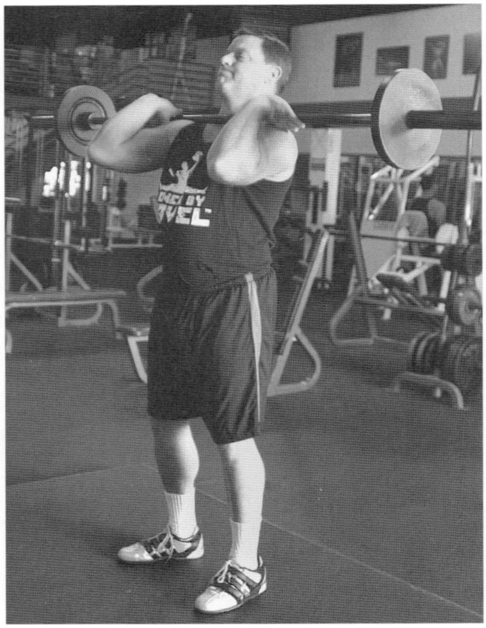

바벨 클린

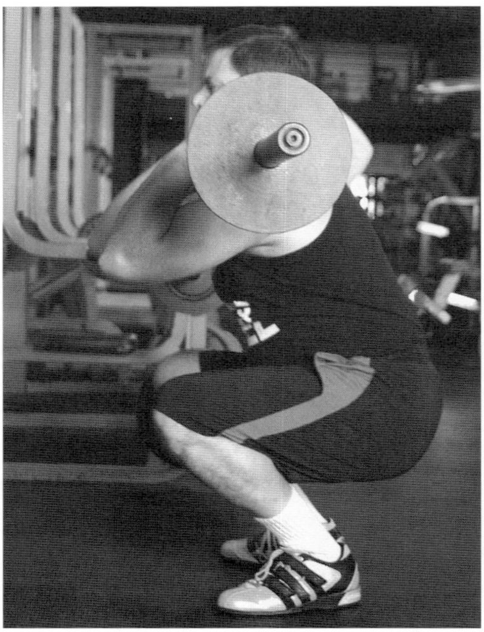

프론트 스쿼트

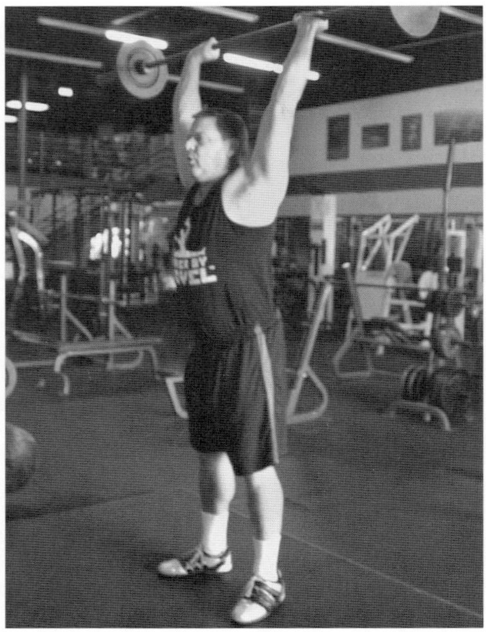

밀리터리 프레스

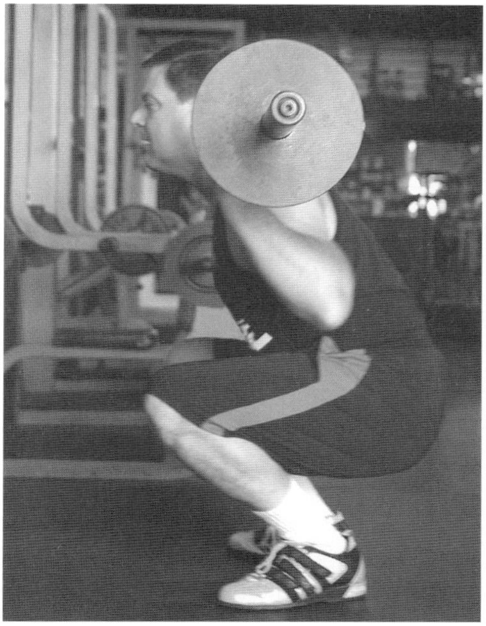

백 스쿼트

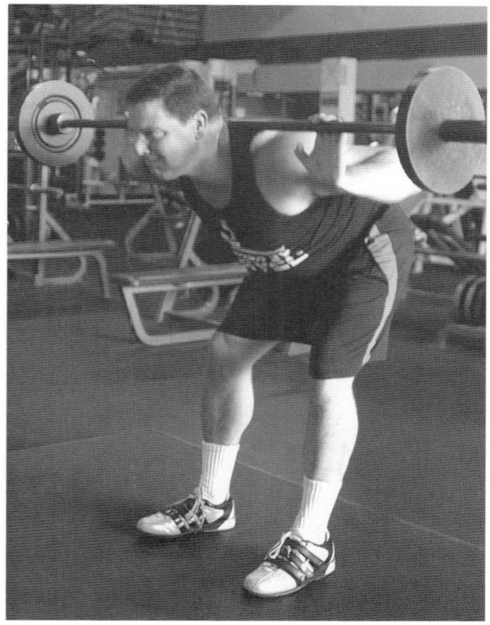

굿모닝

고반복 백 스쿼트

나의 워크아웃을 온라인에 포스팅했을 때 "너무 쉽다" 혹은 "무게가 너무 가볍다"라는 비판을 많이 받았다. 그러나 실제로 제지방량을 늘리려고 하는 사람들에게 운동을 시켜보면 그들은 그 무게가 매우 현실적인 무게라고 말한다.

고반복을 할 수 있는 합리적인 무게로 백 스쿼트를 실시하고 그렇게 했을 때 근육이 성장할 수 있다.

여러 잘못된 자세나 부상의 위험에 대한 정보가 혼란을 주고 고민에 빠지게 할 수 있지만, 나는 오히려 자신감을 갖고 리프팅에 성공하는 것이 더 낫다고 본다. 다음은 백 스쿼트에 대한 몇 가지 사항이다.

- 항상 바까지 걸어가서 어깨위에 걸친다. 뒤로 물러나되 랙에서 멀리 떨어지지 않는다.
- 한 발자국만 뒤로 간다. 멀리 가지 않는다.
- 등 하부를 타이트하게 조이고 공기를 크게 들이마신 후 가슴을 펴고 단단하게 만든다.
- 깊게 내려간다. 가장 중요한 부분이다.

◆ 정해놓은 모든 횟수를 충실히 수행하라. 만약 스쿼트를 할 줄 모른다면 이 책에 나온 6주 프로그램을 따라 하며 배워라. 만약 알고 있는 스쿼트가 이 스쿼트와 다르거나 혹은 통증을 느끼게 한다면 스쿼트 하는 방법을 모르는 것이다.

일반적인 워밍업

워밍업은 트레이닝 시 지나치게 과도하게, 또는 과소하게 수행되는 면이 있다. 나는 준비운동 없이도 트레이닝을 잘 했고 또 상당히 복잡한 준비운동을 하고 난 뒤 어려운 움직임들을 수행해보기도 했다. 둘 다 괜찮다. 우리가 시작할 수 있는 단순한 것들로 해보자.

1. 혈액순환이 잘 되도록 5분간 부드럽게 움직여준다.
2. 폼롤러를 문지른다(등 중부, 장경인대, 햄스트링과 고관절 굴곡근).
3. 고관절 굴곡근, 햄스트링, 등 상부 그리고 과활성된 근육들을 정적 스트레칭으로 늘려준다.
4. 가벼운 스윙, 가블릿 스쿼트와 큰 걸음으로 걷기 등을 해준다.

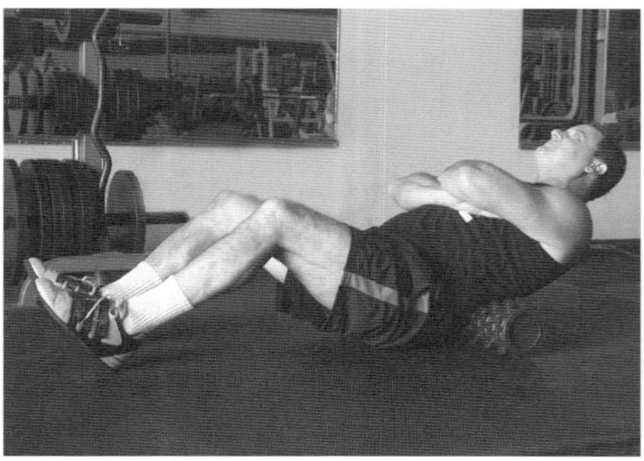

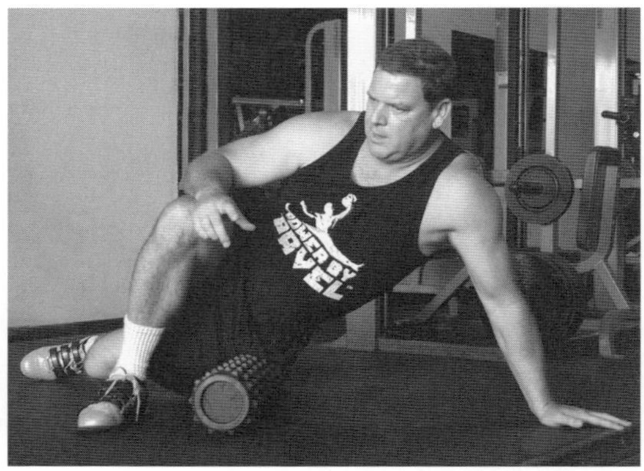

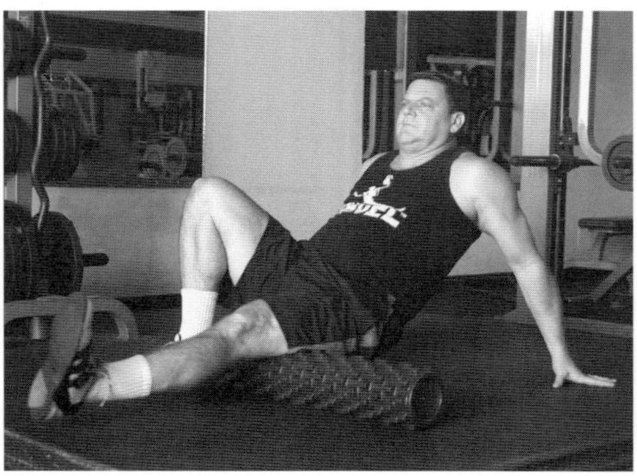

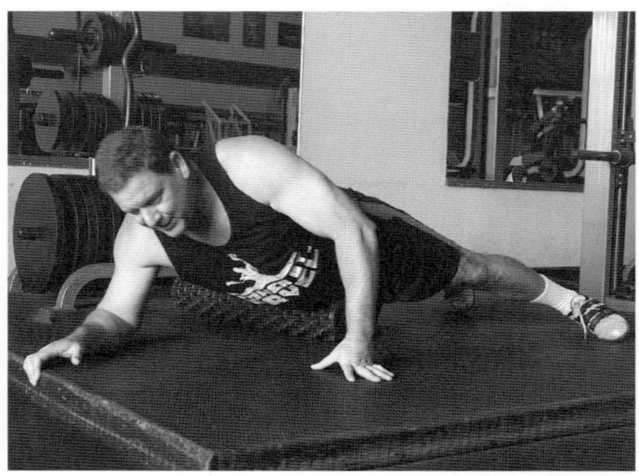

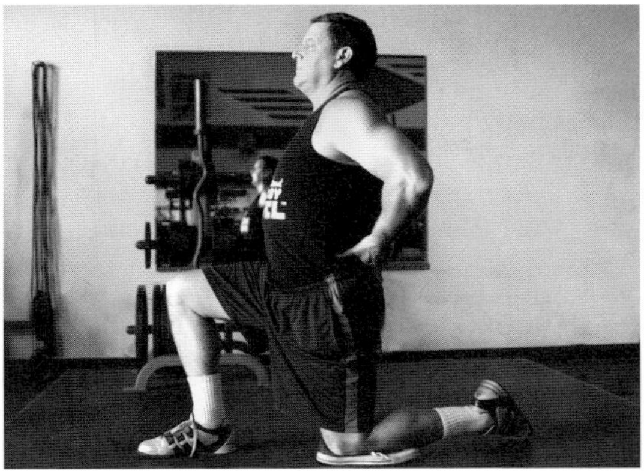
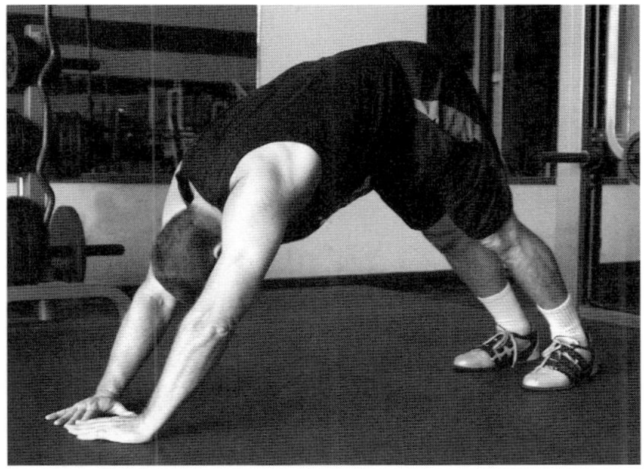
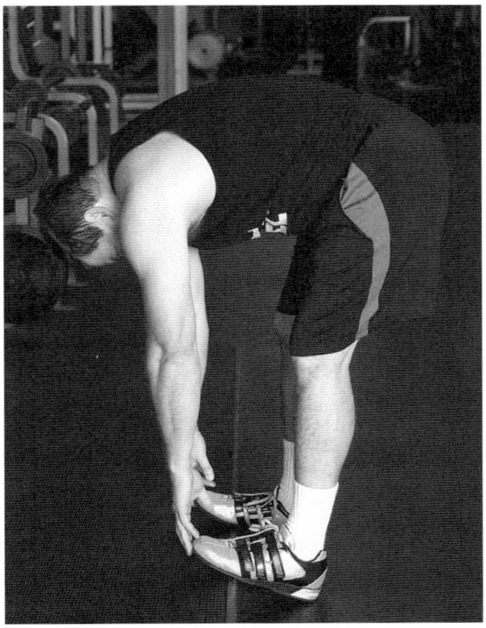
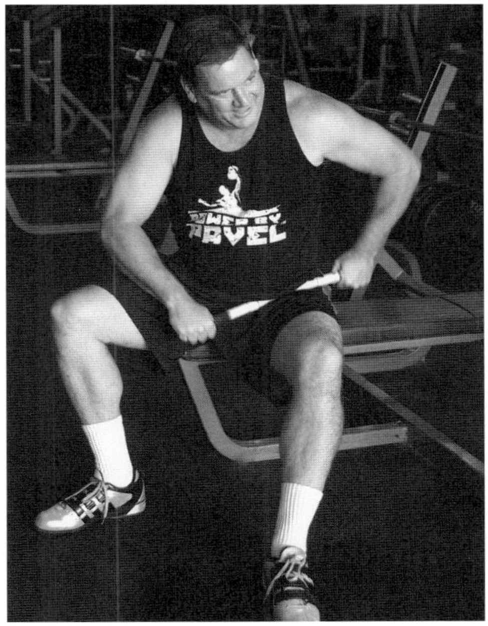

쿨다운

난 워크아웃을 끝내면 집 앞 시멘트 바닥 위에 누었다. 내가 쉬고 있을 때 내 옆에서 나를 걱정스레 쳐다보는 내 애완견을 올려다보았다. 스트롱맨 이벤트를 끝내고 체력이 고갈되어 쓰러졌을 때, 내 아내는 다음과 같이 말하며 주위를 안심시켰다. "걱정마세요. 그는 몇 초 정도 죽은 듯 누워 있다가 일어날 거에요."

나는 훈련 후 오랫동안 벤치에 앉아서 "나는 집에 어떻게 운전해서 갈까" 생각하며 쿨다운을 해왔다. 또한 내가 굉장히 좋아하는 스팀사우나와 월풀 욕조에서 오랫동안 쿨다운을 해왔다.

이 모든 것의 포인트는 '심플'이다. 체육관에서 다시 원래의 삶으로 돌아가는 방법이다.

쿨다운을 하는 동안 모빌리티 운동을 하는 것도 좋다. 심지어 이를 통해 문제점이 해결될지도 모른다. 나는 쿨다운을 하는 동안 기술 연습을 해왔고 그러한 방법은 운동 중 무거운 중량으로부터 얻어진 긴장감을 푸는 데 상당히 효과적이라는 것을 알게 되었다. 심박수를 낮출 수 있는 무언가를 몇 분 간 시행하라. 두뇌 역시 정상적으로 생각할 수 있도록 돌려놓아라. 그리고 먹고 쉰다. 우리는 며칠 안에 다시 만날 것이다.

트레이닝 시 사용한 무게를 기록해야 한다. 그 무게를 기준으로 프로그램을 진행할 것이다. 이 책을 읽는 것만으로는 조금 헛갈릴지도 모르지만 체육관에서 직접 운동을 해보면 이 책의 끝에 있는 운동일지를 기록하는 데 전혀 문제없을 것이다. 앞에 나온 운동들을 다시 참고해보면 직접 실행하는 것은 쉬울 것이다.

다음은 실제 운동 프로그램에 대해 설명하겠다.

훈련 1일차

일반적인 웜업

1. 혈액순환이 잘 되도록 5분간 부드럽게 움직여준다.
2. 폼롤러로 문지른다(등 중부, 장경인대, 햄스트링과 고관절 굴곡근).
3. 고관절 굴곡근, 햄스트링, 등 상부 그리고 과활성된 근육들을 정적 스트레칭으로 늘려준다.
4. 가벼운 스윙, 가블릿 스쿼트와 큰 걸음으로 걷기 등을 해준다.

벤치 프레스

무거운 중량를 들고 운동하기 전 초반에 몇 분간은 가벼운 무게로 워밍업을 해야 한다. 오늘은 심플한 워크아웃이다. 가벼운 무게로 5회를 1세트만 실시한다. 무게를 조금 더 추가시켜서 다음 세트 5회를 진행한다. 이때 5세트를 편하게 할 수 있는 무게를 찾아야 한다. 올바른 무게 선택을 위해 5~6세트 정도 시도해보아야 한다.

무게를 올리면서 5회 5세트 실시

편하게 할 수 있는 최고 무게로 5회 1세트를 더 수행한다.

마지막 무게 기록: ____________________.
몇 주 동안 이 무게를 사용하게 될 것이다.

배트윙

오늘은 단지 동작에 익숙해지는 것에만 집중한다. 다양한 무게의 덤벨이나 케틀벨을 여러 번 이용한 후 올바른 무게를 찾는다. 힌트: 생각하는 것보다 가벼울 수도 있다.

겨드랑이를 조여서 10초간 저항을 느껴라. 2세트를 한다.

무게 기록: ____________________.
이것은 기본 무게가 될 것이다.

원암 프레스

만약 덤벨 랙에 여러 무게의 덤벨을 가지고 있거나 혹은 여러 무게의 케틀벨을 가지고 있다면 바로 그 앞으로 걸어가 두 팔 중 더 약한 팔로 무게당 2~5회 반복한다. 너무 무리해서 하지 마라. 강한 팔도 이것과 같은 무게로 맞춰서 한다. 약한 팔과 강한 팔을 반복하라.

가장 무거운 무게를 기록: ____________________.

이 무게는 둘째 날 시작할 무게가 될 것이다.

버드 독

이 동작을 몇 번 연습하라. 양쪽 다 연습한 후 동작을 완전 익힌다. 익숙해질수록 무릎을 서로 가깝게 유지하라.

복합 운동(콤플렉스)

복합 운동은 리프팅 운동의 시작과 끝이 바로 연결되는 리프팅 시리즈이다. 모든 리프팅 운동이 끝난 후 바벨을 내려놓아야 하며 끝나기 전에는 바벨을 손에서 놓지 않는다.

1. 로우 3회
2. 클린 3회
3. 프론트 스쿼트 3회
4. 밀리트리 프레스 3회
5. 백 스쿼트 3회
6. 굿모닝 3회

동작에 익숙해지기 위해 전체 동작을 빈 바벨로 한 번만 수행하라. 만약 무게를 늘릴 수 있다면 약간의 무게를 조금 더 올려라(실제로 65~95파운드 정도의 무게가 대부분 남성에게 적절하다). 복합 운동을 2세트 더 시행하라. 모든 동작은 3회씩 연이어서 진행된다. 만약 무게를 더 올려서 할 수 있다면 그렇게 해도 좋다.

고반복 백 스쿼트

95파운드의 무게로 30회 1세트

만약 체중이 135파운드 미만이라면 빈 바를 사용하라. 나중에 나에게 고맙다고 할 것이다.

쿨다운

다시 일상으로 돌아갈 수 있는 시간을 가져라. 할 필요가 있다고 생각되는 것을 할 시간이다. 나는 쿨다운 시 과거에 다쳤던 부분이나 통증이 있는 부위의 치유를 위한 교정 운동을 한다.

훈련 2일차

일반적인 웜업

1. 혈액순환이 잘 되도록 5분간 부드럽게 움직여준다.
2. 폼롤러로 문지른다(등 중부, 장경인대, 햄스트링과 고관절 굴곡근).
3. 고관절 굴곡근, 햄스트링, 등 상부 그리고 과활성된 근육들을 정적 스트레칭으로 늘려준다.
4. 가벼운 스윙, 가블릿 스쿼트와 큰 걸음으로 걷기 등을 해준다.

벤치 프레스

무거운 중량을 들고 운동하기 전 초반에 몇 분간은 가벼운 무게로 워밍업을 한다. 지난 시간 마지막에 사용했던 무게로 다음 운동을 수행한다.

2회 진행 후 약간 휴식
3회 진행 후 약간 휴식
5회 진행 후 휴식

이것이 2-3-5 워크아웃이다. 대부분 트레이닝의 기반이 될 것이다. 2-3-5 2세트를 수행한다.

배트윙

1일차에 사용한 무게를 5초씩 10번 수행한다.

원암 프레스

가벼운 무게를 워밍업 수준으로 몇 번 시행해본다. 그리고 트레이닝 무게로 올려준다. 약한 팔 먼저 2-3-5 방식으로 수행한다. 강한 팔로 바꿔서 2-3-5를 수행한다. 총 2세트를 반복한다.

버드 독

이 동작을 몇 번 연습하라. 양쪽 다 연습 후 동작을 완전히 익혀라. 익숙해질수록 무릎을 서로 가깝게 유지하라.

복합 운동(콤플렉스)

반복: 복합 운동은 리프팅 운동의 시작과 끝이 바로 연결되는 리프팅 시리즈이다. 모든 리프팅 운동이 끝난 후 바벨을 내려놓아야 하며 끝나기 전에는 바벨을 손에서 놓지 않는다.

대부분 사람들은 그것을 잘못하는 경우가 많아서 나는 이것을 반복시킨다.

1. 로우 3회
2. 클린 3회
3. 프론트 스쿼트 3회
4. 밀리트리 프레스 3회
5. 백 스쿼트 3회
6. 굿모닝 3회

오늘은 총 다섯 차례 수행한다. 중량을 점점 올리되, 3번째 세트 후 무게를 올리지 않는다. 3~5세트에 사용하는 무게는 다음 운동 시 목표가 될 것이다.

고반복 백 스쿼트

95파운드 30회 2세트

만약 135파운드 이하라면 첫 세트는 빈 바를 사용한다. 두 번째 세트에서는 10파운드 한 쌍을 추가한다(총 65파운드). 이것은 커다란 플레이트를 사용하라는 규칙을 깨버리는 행동이다. 그러나 날 믿어보길 바란다.

쿨다운

다시 일상으로 돌아갈 수 있는 시간을 가져라. 할 필요가 있다고 생각되는 것을 할 시간이다. 나는 쿨다운 시 과거에 다쳤던 부분이나 통증이 있는 부위의 치유를 위한 교정 운동을 한다.

훈련 3일차

프로그램 리마인더

지난 워크아웃과 변동이 없다. 다음 주에 좀 더 흥미로운 프로그램이 준비되어 있다.

일반적인 웜업

1. 혈액순환이 잘 되도록 5분간 부드럽게 움직여준다.
2. 폼롤러를 문지른다(등 중부, 장경인대, 햄스트링과 고관절 굴곡근).
3. 고관절 굴곡근, 햄스트링, 등 상부 그리고 과활성된 근육들을 정적 스트레칭으로 늘려준다.
4. 가벼운 스윙, 가블릿 스쿼트와 큰 걸음으로 걷기 등을 해준다.

벤치 프레스

고중량을 사용하기 전 초반에 몇 분간은 가벼운 무게로 워밍업을 한다.

지난 시간 마지막에 사용했던 무게로 2-3-5를 3세트 수행한다. 만약 모든 반복 횟수를 해낸다면 다음 운동 시 적절하게 할 수 있는 무게로 올린다.

2-3-5 무게 = ____________________, 3라운드

다음 운동 목표 무게 = ____________________

배트윙스

1일차에 사용한 무게를 5초씩 10번 수행한다.

원암 프레스

가벼운 무게로 워밍업 수준으로 몇 번 시행해본다. 그리고 훈련 무게로 올려준다. 약한 팔 먼저 2-3-5 방식으로 수행한다. 강한 팔로 바꿔서 2-3-5를 수행한다. 총 3세트를 반복한다.

2-3-5 무게 = ____________________, 3라운드

다음 운동 목표 무게 = ____________________

버드 독

이 동작을 몇 번 연습하라. 양쪽 다 연습 후 동작을 완전히 익혀라. 익숙해질수록 무릎을 서로 가깝게 유지하라.

복합 운동(콤플렉스)

리마인드: 복합 운동은 리프팅 운동이 연결되는 리프팅 시리즈이다. 모든 리프팅 운동이 끝난 후 바벨을 내려놓아야 하며 끝나기 전에는 계속해서 바벨을 손에서 놓으면 안 된다.

1. 로우 5회
2. 클린 5회
3. 프론트 스쿼트 5회
4. 밀리트리 프레스 5회
5. 백 스쿼트 5회
6. 굿모닝 5회

훈련 2일차 마지막 세트 시 사용한 무게를 기억하라.
오늘 2세트를 수행한다.

고반복 백 스쿼트

95파운드 30회 1세트 후 115파운드 30회 1세트

만약 135파운드 이하라면 첫 세트는 빈 바를 사용한다. 두 번째 세트에서는 10파운드 한 쌍을 추가한다(총 65파운드).

쿨다운

다시 일상으로 돌아갈 수 있는 시간을 가져라. 할 필요가 있다고 생각되는 것을 할 시간이다. 나는 쿨다운 시 과거에 다쳤던 부분이나 통증이 있는 부위의 치유를 위한 교정 운동을 한다.

훈련 4일차

프로그램 리마인더

변동: 늦은 밤 프로틴 음료를 마신 지 세 번째 날이어야 한다. 당신은 상쾌하게 일어났을 것이다. 어떤 사람들은 이번 운동 프로그램 후 근육통이 감소했다고 말했다. 만약 이렇게 진행되고 있다면 계속하라.

일반적인 웜업

1. 혈액순환이 잘 되도록 5분간 부드럽게 움직여준다.
2. 폼롤러로 문지른다(등 중부, 장경인대, 햄스트링과 고관절 굴곡근).
3. 고관절 굴곡근, 햄스트링, 등 상부 그리고 과활성된 근육들을 정적 스트레칭으로 늘려준다.
4. 가벼운 스윙, 가블릿 스쿼트와 큰 걸음으로 걷기 등을 해준다.

벤치 프레스

무거운 중량을 들고 운동하기 전 초반 몇 분간은 가벼운 무게로 워밍업을 해야 한다.

오늘 새로운 목표 중량을 사용한다. 2-3-5, 2세트를 수행한다. 그리고 첫날 사용했던 중량을 사용해본다. 그 중량을 10개 정도 충분히 들어올릴 수 있을 것이다. 그 중량을 이용하여 무리하지 않는 범위 내에서 최대한 많이 반복한다.

2 × 2-3-5 무게: ____________________

첫날 사용했던 중량의 반복 횟수: ____________________

배트윙스

1일차에 사용한 무게를 5초씩 10번 수행한다. 다음 주에 무게를 올릴 것을 고려한다.

원암 프레스

가벼운 무게로 워밍업 수준으로 몇 번 시행해본다. 그리고 무게를 올려준다.

약한 팔 먼저 2-3-5로 수행한다.

강한 팔로 바꿔서 2-3-5를 수행한다. 총 2세트를 반복한다.

2 × 2-3-5 무게 = ____________________

버드 독

이 동작을 몇 번 연습하라. 양쪽 다 연습한 후 동작을 완전히 익혀라. 익숙해질수록 무릎을 서로 가깝게 유지하라.

복합 운동(콤플렉스)

또 같은 반복이다. 복합 운동은 리프팅 운동의 시작과 끝이 바로 연결되는 리프팅 시리즈이다. 모든 리프팅 운동이 끝난 후 바벨을 내려놓아야 하며 끝나기 전에는 계속해서 바벨을 손에서 놓으면 안 된다.

1. 로우 5회
2. 클린 5회
3. 프론트 스쿼트 5회
4. 밀리트리 프레스 5회
5. 백 스쿼트 5회
6. 굿모닝 5회

훈련 2일차 마지막 세트 시 사용한 무게를 기억하라. 지난 시간에 했던 무게와 같다. 오늘은 3세트를 수행한다.

고반복 백 스쿼트

115파운드 25회 3세트

만약 135파운드 이하라면 첫 세트는 빈 바를 사용한다. 두 번째와 세 번째 세트에서는 10파운드 한 쌍을 추가한다(총 65파운드). 즐거움은 이제 끝났다.

쿨다운

다시 일상으로 돌아갈 수 있는 시간을 가져라. 할 필요가 있다고 생각되는 것을 할 시간이다. 나는 쿨다운 시 과거에 다쳤던 부분이나 통증이 있는 부위의 치유를 위한 교정 운동을 한다.

훈련 5일차

프로그램 리마인더

변동: 이번 주에는 단 두 번의 워크아웃을 한다. 그러나 단백질 섭취는 많이 해준다. 사이즈가 얼마나 늘었는지 기분이 어떤지 체크하는 중요한 주이다.

일반적인 웜업

1. 혈액순환이 잘 되도록 5분간 부드럽게 움직여준다.
2. 폼롤러를 문지른다(등 중부, 장경인대, 햄스트링과 고관절 굴곡근).
3. 고관절 굴곡근, 햄스트링, 등 상부 그리고 과활성된 근육들을 정적 스트레칭으로 늘려준다.
4. 가벼운 스윙, 가블릿 스쿼트와 큰 걸음으로 걷기 등을 해준다.

벤치 프레스

무거운 무게를 들고 운동할 것을 대비하여 초반에 몇 분간은 가벼운 무게로 워밍업을 해야 한다.

오늘 새로운 목표 중량을 사용한다. 2-3-5, 3세트를 수행한다.

2-3-5 무게: ____________________, 3세트

배트윙스

전보다 더 무거운 무게로 5초간 5세트를 수행한다. 만약 올린 중량으로 실패한다면 다시 무게를 낮춘다. 성공했다면 양쪽 어깨뼈를 강하게 조이며 실행한다.

원암 프레스

가벼운 무게로 워밍업 수준으로 몇 번 시행해본다. 그리고 트레이닝 할 무게로 올려준다.

약한 팔 먼저 2-3-5로 수행한다.

강한 팔로 바꿔서 2-3-5를 수행한다.

총 3세트를 반복한다.

2-3-5 무게 = ____________________, 3세트

버드 독

이 동작을 몇 번 연습하라. 양쪽 다 연습한 후 동작을 완전히 익혀라. 익숙해질수록 무릎을 서로 가깝게 유지하라.

복합 운동(콤플렉스)

또 같은 반복이다. 농담이 아니다. 복합 운동은 리프팅 운동의 시작과 끝이 바로 연결되는 리프팅 시리즈이다. 모든 리프팅 운동이 끝난 후 바벨을 내려놓아야 하며 끝나기 전에는 계속해서 바벨을 손에서 놓으면 안 된다.

1. 로우 5회
2. 클린 5회
3. 프론트 스쿼트 5회
4. 밀리트리 프레스 5회
5. 백 스쿼트 5회
6. 굿모닝 5회

훈련 2일차 마지막 세트 시 사용한 무게를 기억하라. 지난 시간에 했던 무게와 같다. 오늘도 마찬가지로 3세트를 수행한다.

고반복 백 스쿼트

만약 현재 체중이 135파운드보다 가볍다면 아래와 같은 방식으로 진행한다.

45(빈 바) × 30
45(빈 바) × 30
95 × 25

만약 현재 체중이 135~185파운드라면 아래와 같은 방식으로 진행한다.

45 × 4
95 × 30
115 × 30
135 × 15

만약 현재 체중이 185~205파운드라면 아래와 같은 방식으로 진행한다.

95 × 30
115 × 30
135 × 30

그 외에 체중이 더 많이 나가는 사람들은 아래와 같은 방식으로 진행한다.

95 × 30
115 × 30
135 × 30

쿨다운

다시 일상으로 돌아갈 수 있는 시간을 가져라. 할 필요가 있다고 생각되는 것을 할 시간이다. 나는 쿨다운 시 과거에 다쳤던 부분이나 통증이 있는 부위의 치유를 위한 교정 운동을 한다.

훈련 6일차

프로그램 리마인더

변동: 이번 주에도 단 두 번의 워크아웃을 한다. 그러나 실제로 단백질 섭취는 늘려왔다. 반드시 운동 전 1스쿱을 섭취한다.

일반적인 웜업

1. 혈액순환이 잘 되도록 5분간 부드럽게 움직여준다.
2. 폼롤러를 문지른다(등 중부, 장경인대, 햄스트링과 고관절 굴곡근).
3. 고관절 굴곡근, 햄스트링, 등 상부 그리고 과활성된 근육들을 정적 스트레칭으로 늘려준다.
4. 가벼운 스윙, 가블릿 스쿼트와 큰 걸음으로 걷기 등을 해준다.

벤치 프레스

무거운 무게를 들고 운동하기 전 초반 몇 분간은 가벼운 무게로 워밍업을 해야 한다.

오늘 **새로운 목표 중량**을 사용한다. 오늘은 첫 세트를 2-4-5-10으로 수행한다. 체력적으로 더 할 수 있더라도 **10개까지만** 반복한다.

반복 횟수 기록: ____________________

그리고 나서 2-3-5를 2세트 더 해준다.

배트윙스

전보다 더 무거운 무게로 5초간 5세트 수행한다. 만약 올린 중량으로 실패한다면 다시 무게를 낮춘다. 성공했다면 양쪽 어깨뼈를 강하게 조이며 실행한다.

원암 프레스

가벼운 무게로 워밍업 수준으로 몇 번 시행해본다. 그리고 트레이닝 무게로 올려준다.

약한 팔 먼저 2-3-5로 수행한다.

강한 팔로 바꿔서 2-3-5를 수행한다.

총 3세트를 반복한다. 이것이 우리의 원암 프레스 표준 워크아웃이다.

2-3-5 무게 = ____________________, 3세트

버드 독

이 동작을 몇 번 연습하라. 양쪽 다 연습 후 동작을 완전히 익혀라. 익숙해질수록 무릎을 서로 가깝게 유지하라.

복합 운동(콤플렉스)

복합 운동은 리프팅 운동의 시작과 끝이 바로 연결되는 리프팅 시리즈이다. 모든 리프팅 운동이 끝난 후 바벨을 내려놓아야 하며 끝나기 전에는 계속해서 바벨을 손에서 놓으면 안 된다.

1. 로우 5회
2. 클린 5회
3. 프론트 스쿼트 5회
4. 밀리트리 프레스 5회
5. 백 스쿼트 5회
6. 굿모닝 5회

다시 5세트로 돌아간다. 처음 세트와 마지막 세트를 더 가벼운 무게로 해도 좋다.

고반복 백 스쿼트

이제 우리는 투피프티 스쿼트 운동을 시작할 것이다. 투피프티 워크아웃이란 스쿼트를 총 50개를 하는 것이다. 만약 할 수 있다면 한 세트에 50개를 하거나 힘들면 원하는 대로 나눠서 해도 좋다. 만약 스쿼트 자세가 틀어진다면 바로 멈추고 휴식을 가진 후 다시 시작한다.

목표는 매 세션마다 총세트 수를 줄이는 것이다. 예정된 횟수에서 멈추지 않는다. 예를 들면 30개나 35개처럼 5단위나 10단위에서 멈추는 것이 아니다. 목표는 총반복 수 50개를 채우는 것이다.

만약 현재 체중이 135파운드보다 가볍다면 아래와 같은 방식으로 진행한다.

45(빈 바) × 10
45(빈 바) × 10
95 × 남은 횟수 50까지 채우기

만약 현재 체중이 135~185파운드라면 아래와 같은 방식으로 진행한다.

45 × 5
95 × 10
115 × 10
135 × 남은 횟수 50까지 채우기

만약 현재 체중이 185~205파운드라면 아래와 같은 방식으로 진행한다.

95 × 10
115 × 10
135 × 남은 횟수 50까지 채우기

그 외에 체중이 더 많이 나가는 사람들은 아래와 같은 방식으로 진행한다.

95 × 10
115 × 10
135 × 남은 횟수 50까지 채우기

쿨다운

다시 일상으로 돌아갈 수 있는 시간을 가져라. 할 필요가 있다고 생각되는 것을 할 시간이다. 나는 쿨다운 시 과거에 다쳤던 부분이나 통증이 있는 부위의 치유를 위한 교정 운동을 한다.

훈련 7일차

프로그램 리마인더

반드시 운동 전 1스쿱을 섭취한다.

일반적인 웜업

1. 혈액순환이 잘 되도록 5분간 부드럽게 움직여준다.
2. 폼롤러로 문지른다(등 중부, 장경인대, 햄스트링과 고관절 굴곡근).
3. 고관절 굴곡근, 햄스트링, 등 상부 그리고 과활성된 근육들을 정적 스트레칭으로 늘려준다.
4. 가벼운 스윙, 가블릿 스쿼트와 큰 걸음으로 걷기 등을 해준다.

벤치 프레스

무거운 무게를 들고 운동할 것을 대비하여 초반에 몇 분간은 가벼운 무게로 워밍업을 해야 한다.

맥스데이: 오늘의 목표는 총 2회 할 수 있는 최대 중량을 하는 것이다. 단 2회만 할 수 있는 무게를 시도한다. 믿을 만한 보조자와 함께 해야 하며 2회를 흐트러짐 없는 깨끗한 자세로 성공해야 한다. 도움을 받아서도 안 되고, 반동을 주어서도 안 되며, 치팅을 해서도 안 된다.

최대 2회 중량: ____________________

배트윙스

평소의 무게로 10초간 5회를 한다. 양쪽 어깨뼈를 강하게 조이는 것을 잊지 말아야 한다.

원암 프레스

가벼운 무게로 워밍업 수준으로 몇 번 시행해본다. 그리고 트레이닝 무게로 올려준다.
약한 팔 먼저 2-3-5로 수행한다.
강한 팔로 바꿔서 2-3-5를 수행한다.
총 2세트만 수행한다.

2-3-5 무게 = ____________________**, 2세트**

버드 독

이 동작을 몇 번 연습하라. 양쪽 다 연습한 후 동작을 완전히 익혀라. 익숙해질수록 무릎을 서로 가깝게 유지하라.

복합 운동(콤플렉스)

복합 운동은 리프팅 운동의 시작과 끝이 바로 연결되는 리프팅 시리즈이다. 모든 리프팅 운동이 끝난 후 바벨을 내려놓아야 하며 끝나기 전에는 계속해서 바벨을 손에서 놓으면 안 된다.

1. 로우 5회
2. 클린 5회
3. 프론트 스쿼트 5회
4. 밀리트리 프레스 5회
5. 백 스쿼트 5회
6. 굿모닝 5회

오늘은 3세트만 실시한다. 그러나 세트마다 중량을 올린다.

고반복 백 스쿼트

만약 현재 체중이 135파운드보다 가볍다면 아래와 같은 방식으로 진행한다.

45(빈 바) × 10
45(빈 바) × 10
95 × 10
115 × 5
115 × 5
115 × 5
135 × 5

만약 현재 체중이 135~185파운드라면 아래와 같은 방식으로 진행한다.

45 × 5
95 × 10
115 × 10
135 × 10

185 × 5
185 × 5
185 × 5

만약 현재 체중이 185~205파운드라면 아래와 같은 방식으로 진행한다.

95 × 10
115 × 10
135 × 10
185 × 10
205 × 5
205 × 5
205 × 5

그 외에 체중이 더 많이 나가는 사람들은 아래와 같은 방식으로 진행한다.

115 × 10
135 × 10
185 × 10
205 × 5
205 × 5
225 × 5
225 × 5

쿨다운

다시 일상으로 돌아갈 수 있는 시간을 가져라. 또한 이것은 어떤 것을 해야 하는지 생각하기에 좋은 시간이다. 나는 쿨다운 시 과거에 다쳤던 부분이나 통증이 있는 부위의 치유를 위한 교정 운동을 한다.

이번 주는 프로그램 중 가장 힘든 주이다. 보충제를 잘 먹고 견뎌내길 바란다.

행운을 빈다.

훈련 8일차

프로그램 리마인더

변동: 이번 주는 일일 식단에 크레아틴 5그램을 추가한다. 다른 단백질 보충제 역시 꾸준히 섭취해주어야 한다. 이번 주는 3번의 워크아웃이 있으니 충분한 영양 섭취를 해주길 바란다.

일반적인 웜업

1. 혈액순환이 잘 되도록 5분간 부드럽게 움직여준다.
2. 폼롤러를 문지른다(등 중부, 장경인대, 햄스트링과 고관절 굴곡근).
3. 고관절 굴곡근, 햄스트링, 등 상부 그리고 과활성된 근육들을 정적 스트레칭으로 늘려준다.
4. 가벼운 스윙, 가블릿 스쿼트와 큰 걸음으로 걷기 등을 해준다.

벤치 프레스

무거운 무게를 들고 운동할 것을 대비하여 초반에 몇 분간은 가벼운 무게로 워밍업을 해야 한다.

오늘, **지난 맥스더블보다 20파운드 가볍게 세팅**한다. 믿을 만한 보조자와 함께 이 무게로 2회씩 5세트를 수행한다.

배트윙스

평소의 무게로 10초간 5회를 하지만 아마 세트 중 적어도 한 세트는 더 무거운 무게를 시도할 수 있을 것이다.

원암 프레스

가벼운 무게로 워밍업 수준으로 몇 번 시행해본다. 그리고 트레이닝 무게로 올려준다.
약한 팔 먼저 2-3-5로 수행한다.
강한 팔로 바꿔서 2-3-5를 수행한다.
총 2세트만 수행한다.

2-3-5 무게 = __________________, 2세트

버드 독

이 동작을 몇 번 연습하라. 양쪽 다 연습 후 동작을 완전히 익혀라. 익숙해질수록 무릎을 서로 가깝게 유지하라.

복합 운동(콤플렉스)

복합 운동은 리프팅 운동의 시작과 끝이 바로 연결되는 리프팅 시리즈이다. 모든 리프팅 운동이 끝난 후 바벨을 내려놓아야 하며 끝나기 전에는 계속해서 바벨을 손에서 놓으면 안 된다.

1. 로우 2회
2. 클린 2회
3. 프론트 스쿼트 2회
4. 밀리트리 프레스 2회
5. 백 스쿼트 2회
6. 굿모닝 2회

이것은 내가 가장 좋아하는 복합 운동 방식이다. 총 5세트 동안 매번 무게를 추가한다. 대부분 사람들은 밀리터리 프레스에서 중량의 한계점을 만나게 된다. 그래서 중량을 올리는 기준을 밀리터리 프레스에 맞춘다.

고반복 백 스쿼트

리마인더: 투피프티 워크아웃을 총 50회의 스쿼트를 한다. 만약 할 수 있다면 한 세트에 50개를 하거나 힘들면 원하는 대로 나눠서 해도 좋다. 만약 스쿼트 자세가 틀어진다면 바로 멈추고 쉬고 난 뒤에 다시 시작한다. 목표는 매 세션마다 총세트 수를 줄이는 것이다. 예정된 횟수에서 멈추지 않는다. 예를 들면 30개나 35개처럼 5단위나 10단위에서 멈추는 것이 아니다. 목표는 총반복 수를 50개 채우는 것이다.

만약 현재 체중이 135파운드보다 가볍다면 아래와 같은 방식으로 진행한다.

45(빈 바) × 10
45(빈 바) × 10
95 × 10
115 남은 횟수 50까지 채우기

만약 현재 체중이 135~185파운드라면 아래와 같은 방식으로 진행한다.

45 × 5
135 × 10
185 남은 횟수 50까지 채우기

만약 현재 체중이 185~205파운드라면 아래와 같은 방식으로 진행한다.

95 × 10
135 × 5
185 × 3
205 남은 횟수 50까지 채우기

그 외에 체중이 더 많이 나가는 사람들은 아래와 같은 방식으로 진행한다.

135 × 10
185 × 2~3
205 × 2~3
225 × 남은 횟수 50까지 채우기

쿨다운

다시 일상으로 돌아갈 수 있는 시간을 가져라. 할 필요가 있다고 생각되는 것을 할 시간이다. 나는 쿨다운 시 과거에 다쳤던 부분이나 통증이 있는 부위의 치유를 위한 교정 운동을 한다.

훈련 9일차

프로그램 리마인더

변동: 이번 주는 우리는 매일 크레아틴 5그램을 추가해왔다. 다른 단백질 보충제 역시 꾸준히 섭취해주어야 한다. 이번 주는 3번의 워크아웃이 있으니 충분한 영양 섭취를 해주길 바란다.

일반적인 웜업

1. 혈액순환이 잘 되도록 5분간 부드럽게 움직여준다.
2. 폼롤러를 문지른다(등 중부, 장경인대, 햄스트링과 고관절 굴곡근).
3. 고관절 굴곡근, 햄스트링, 등 상부 그리고 과활성된 근육들을 정적 스트레칭으로 늘려준다.
4. 가벼운 스윙, 가블릿 스쿼트와 큰 걸음으로 걷기 등을 해준다.

벤치 프레스

무거운 중량을 들고 시작하기 전 초반에 몇 분간은 가벼운 무게로 워밍업을 해야 한다.

오늘, **지난번 맥스더블보다 20파운드 가벼운 무게로 세팅**을 한다. 믿을 만한 보조자와 함께 이 중량으로 5세트 3회를 수행한다.

배트윙스

평소의 무게로 10초간 5회를 한다. 양 어깨뼈를 정확하게 잡아줄 수 있다면 더 높이 당길 수 있을 것이다.

원암 프레스

가벼운 무게로 워밍업 수준으로 몇 번 시행해본다. 그리고 트레이닝 무게로 올려준다.

약한 팔 먼저 2-3-5로 수행한다.

강한 팔로 바꿔서 2-3-5를 수행한다.

총 3세트를 수행한다.

2-3-5 무게 = ＿＿＿＿＿＿＿＿＿, 3세트

버드 독

이 동작을 몇 번 연습하라. 양쪽 다 연습 후 동작을 완전히 익혀라. 익숙해질수록 무릎을 서로 가깝게 유지하라.

복합 운동(콤플렉스)

복합 운동은 리프팅 운동의 시작과 끝이 바로 연결되는 리프팅 시리즈이다. 모든 리프팅 운동이 끝난 후 바벨을 내려놓아야 하며 끝나기 전에는 계속해서 바벨을 손에서 놓으면 안 된다.

1. 로우 2회
2. 클린 2회
3. 프론트 스쿼트 2회
4. 밀리트리 프레스 2회
5. 백 스쿼트 2회
6. 굿모닝 2회

지난 시간에 했던 워크아웃과 같은 방식이다. 단 가능하다면 지난 시간에 했던 중량보다 더 무거운 무게로 3세트를 시행한다.

고반복 백 스쿼트

만약 현재 체중이 135파운드보다 가볍다면 아래와 같은 방식으로 진행한다.

45(빈 바) × 10
45(빈 바) × 10
95 × 10
115 × 5
135 × 5
135 × 5
135 × 약 20회

만약 현재 체중이 135~185파운드라면 아래와 같은 방식으로 진행한다.

45 × 5
95 × 10
135 × 10
185 × 5
185 × 5
185 × 약 20회

만약 현재 체중이 185~205파운드라면 아래와 같은 방식으로 진행한다.

95 × 10
135 × 10
185 × 10
205 × 5
205 × 약 20회

그 외에 체중이 더 많이 나가는 사람들은 아래와 같은 방식으로 진행한다.

135 × 10
185 × 10
205 × 5
225 × 5
225 × 약 20회

쿨다운

다시 일상으로 돌아갈 수 있는 시간을 가져라. 할 필요가 있다고 생각되는 것을 할 시간이다. 나는 쿨다운 시 과거에 다쳤던 부분이나 통증이 있는 부위의 치유를 위한 교정 운동을 한다.

훈련 10일차

프로그램 리마인더

이번 주 당신은 매일 크레아틴 5그램씩 추가해왔다. 또한 단백질 섭취 계획도 확실히 지켜라. 이번 주는 3가지 워크아웃이 있다. 그러니까 실패하지 않도록 올바른 식이요법을 하라.

일반적인 웜업

1. 혈액순환이 잘 되도록 5분간 부드럽게 움직여준다.
2. 폼롤러를 문지른다(등 중부, 장경인대, 햄스트링과 고관절 굴곡근).
3. 고관절 굴곡근, 햄스트링, 등 상부 그리고 과활성된 근육들을 정적 스트레칭으로 늘려준다.
4. 가벼운 스윙, 가블릿 스쿼트와 큰 걸음으로 걷기 등을 해준다.

벤치 프레스

적절히 가벼운 무게로 5분 정도 워밍업을 하고 더 무거운 움직임을 위해 준비해라.

마지막 2가지 훈련의 무게를 사용하여 2-3-5의 2세트 하라.

배트 윙즈

더 무거운 무게로 10초 버티기 5세트를 하라.

원암 프레스

가벼운 무게로 몇 번의 워밍업을 한 후 당신의 훈련 무게로 진행하라. 더 무거운 무게로 할 수 있게 시도하라.

약한 팔로 시작해서 2-3-5회 실시하라

강한 팔로 바꾸고 2-3-5회 실시하라.

단지 2세트만 반복하라.

2-3-5회의 무게:________________ , 2세트

버드 독

동작을 몇 번 연습하라. 양쪽을 실시하여 동작을 마스터하라. 시간이 갈수록 무릎을 서로 더 가깝게 움직여라.

복합 운동(콤플렉스)

당신이 이미 하고 있지 않을 경우에 한해서: 이 복합 운동은 다음 단계로 넘어가기 전에 한 가지 리프트의 반복을 마치고, 연이어서 하는 리프트 시리즈이다. 모든 리프트를 완료한 후에 바벨에서 손을 떼고 바닥에 내려놓는다.

1. 2회의 로우
2. 2회의 클린
3. 2회의 프론트 스쿼트
4. 2회의 밀리터리 프레스
5. 2회의 백 스쿼트
6. 2회의 굿모닝

지난번과 같은 무거운 무게를 사용하여 5세트 하라.

고반복 백 스쿼트

우리는 다시 50회를 할 것이다. 적은 세트를 하고 적은 휴식을 하는 '50회' 부분보다 더 좋아져야 한다. 기억하라 목표는 한 세트에 50회다.

체중이 135파운드 이하라면, 아래와 같은 방식으로 진행한다.

45(빈 바) × 10
45(빈 바) × 10
95 × 10
135 × 50

체중이 135~185파운드라면, 아래와 같은 방식으로 진행한다.

45 × 5
135 × 5
135 × 10
185 × 50

체중이 185~205파운드라면, 다음 중량을 사용하라.

95 × 10
135 × 5
185 × 10
205 × 50

체중이 그 이상 많이 나가는 모든 사람들은 다음 무게이다.

135 × 10
185 × 2~3
205 × 10
225 × 50

쿨다운

다시 일상으로 돌아갈 수 있는 시간을 가져라. 할 필요가 있다고 생각되는 것을 할 시간이다. 나는 쿨다운 시 과거에 다쳤던 부분이나 통증이 있는 부위의 치유를 위한 교정 운동을 한다.

훈련 11일차

프로그램 리마인더

수정: 오늘 수정사항을 정확히 따른다면, 식사와 간식 이후, 당신은 약간의 크레아틴과 5스쿱의 프로틴을 섭취할 것이다. 향상시켜보자!

일반적인 웜업

1. 혈액순환이 잘 되도록 5분간 부드럽게 움직여준다.
2. 폼롤러를 문지른다(등 중부, 장경인대, 햄스트링과 고관절 굴곡근).
3. 고관절 굴곡근, 햄스트링, 등 상부 그리고 과활성된 근육들을 정적 스트레칭으로 늘려준다.
4. 가벼운 스윙, 가블릿 스쿼트와 큰 걸음으로 걷기 등을 해준다.

벤치 프레스

반드시 적절한 무게로 몇 분 동안 워밍업을 한 후, 할 수 있는 더 무거운 운동을 준비하라.

오늘, 우리는 최대 2배를 위해 다시 한 번 노력할 것이다. 2회가 가능한 무거운 무게로, 좋은 보조자와 함께 하라.

최대 두 배 무게를 써라: ____________________.

배트 윙즈

더 무거운 무게로 10초 버티기 5세트 실시하라.

원암 프레스

가벼운 무게로 몇 번의 워밍업을 한 후 당신의 훈련 무게로 진행하라. 더 무거운 무게로 할 수 있게 시도하라.

약한 팔로 시작해서 2-3-5회 실시하라.

강한 팔로 바꾸고 2-3-5회 실시하라.

총 2세트 반복하라.

2-3-5회의 무게: ____________________, 2세트

버드 독

동작을 몇 번 연습하라. 양쪽을 실시하고 동작을 마스터하라. 시간이 갈수록 무릎을 서로 더 가깝게 움직여라.

복합 운동(콤플렉스)

좋아! 나는 다시 쓰고 있다. 이 콤플렉스는 다음 단계로 넘어가기 전에 한 가지 리프트의 반복을 마치고, 연이어서 하는 리프트 시리즈이다. 모든 리프트를 완료한 후에 바벨에서 손을 떼고 바닥에 내려놓는다.

1. 로우 5회
2. 클린 5회
3. 프론트 스쿼트 5회
4. 밀리터리 프레스 5회
5. 백 스쿼트 5회
6. 굿모닝 5회

가벼운 무게로 첫 번째 세트를 시작한 후 마지막 세트는 지난 훈련의 무게를 맞춰 시도하라. 총 3세트 실시하라.

고반복 백 스쿼트

주의 사항: 모든 중량을 위한, 당신의 목표는 '50회' 부분에서 첫 세트에 많은 반복 횟수를 위해 노력하는 것이다.

여기에 '50'의 첫 번째 세트의 반복 횟수를 써라: ____________________

체중이 135파운드 이하라면, 아래와 같은 방식으로 진행한다.

45(빈 바) × 10
45(빈 바) × 10
95 × 10
135 × 50

체중이 135~185파운드라면, 아래와 같은 방식으로 진행한다.

45 × 5
135 × 5
135 × 10
185 × 50

체중이 185~205파운드라면, 아래와 같은 방식으로 진행한다.

95 × 10
135 × 5
185 × 10
205 × 50

체중이 그 이상 많이 나가는 사람들은 아래와 같은 방식으로 진행한다.

135 × 10
185 × 2~3
205 × 10
225 × 50

쿨다운

다시 일상으로 돌아갈 수 있는 시간을 가져라. 할 필요가 있다고 생각되는 것을 할 시간이다. 나는 쿨다운 시 과거에 다쳤던 부분이나 통증이 있는 부위의 치유를 위한 교정 운동을 한다.

훈련 12일차

프로그램 리마인더

오늘 정확한 수정 사항을 따른다면, 식사와 간식 이후 약간의 크레아틴과 5스쿱의 프로틴을 섭취할 것이다. 더 향상시켜보자.

일반적인 웜업

1. 혈액순환이 잘 되도록 5분간 부드럽게 움직여준다.
2. 폼롤러를 문지른다(등 중부, 장경인대, 햄스트링과 고관절 굴곡근).
3. 고관절 굴곡근, 햄스트링, 등 상부 그리고 과활성된 근육들을 정적 스트레칭으로 늘려준다.
4. 가벼운 스윙, 가블릿 스쿼트와 큰 걸음으로 걷기 등을 해준다.

벤치 프레스

반드시 적절한 무게로 몇 분 동안 워밍업을 한 후, 더 무거운 운동을 준비하라.

오늘은 최대 2회의 무게에서 20파운드 적게 2회씩 5세트를 실시하라.

5 × 2 ____________________

배트 윙스

더 무거운 중량을 사용하여 5~10초 5세트를 실시하라.

원암 프레스

가벼운 무게로 몇 번의 워밍업을 한 후 당신의 훈련 무게로 진행하라. 더 무거운 무게로 할 수 있게 시도하라.

약한 팔로 시작해서 2-3-5회 실시하라.

강한 팔로 바꾸고 2-3-5회 실시하라.

이것을 총 3세트를 반복하라.

2-3-5회의 무게: ____________________, 3세트

버드 독

동작을 몇 번 연습하라. 양쪽을 실시하고 동작을 마스터하라. 시간이 갈수록 양 무릎을 서로 가깝게 움직여라.

복합 운동(콤플렉스)

이것은 나도 알고 당신도 알고 있다. 이 복합 운동은 다음 단계로 넘어가기 전에 한가지 리프트의 반복을 마치고, 연이어서 하는 리프트 시리즈이다. 모든 리프트를 완료한 후에 바벨에서 손을 떼고 바닥에 내려놓는다.

1. 로우 5회
2. 클린 5회
3. 프론트 스쿼트 5회
4. 밀리터리 프레스 5회
5. 백 스쿼트 5회
6. 굿모닝 5회

마지막 세트와 같은 가장 무거운 중량을 사용하여 총 3세트 실시하라.

고반복 백 스쿼트

오늘 우리는 훈련 중량으로 '50회' 부분에서 한 세트에 50회를 시도할 것이다.

여기에 첫 번째 세트의 반복 횟수를 써라: ________________

체중이 135파운드 이하라면, 아래와 같은 방식으로 진행한다.

45(빈 바) × 10
45(빈 바) × 10회
95 × 10
115 × 50

체중이 135~185파운드라면, 아래와 같은 방식으로 진행한다.

45 × 5
135 × 5
135 × 10
135 × 50

체중이 185~205파운드라면, 아래와 같은 방식으로 진행한다.

95 × 10
135 × 5
185 × 50

체중이 그 이상 많이 나가는 사람들은 아래와 같은 방식으로 진행한다.

135 × 10
185 × 2~3
205 × 50

쿨다운

다시 일상으로 돌아갈 수 있는 시간을 가져라. 할 필요가 있다고 생각되는 것을 할 시간이다. 나는 쿨다운 시 과거에 다쳤던 부분이나 통증이 있는 부위의 치유를 위한 교정 운동을 한다.

훈련 13일차

프로그램 리마인더

수정: 이 훈련 전후로 단백질을 먹어라.

일반적인 웜업

1. 혈액순환이 잘 되도록 5분간 부드럽게 움직여준다.
2. 폼롤러를 문지른다(등 중부, 장경인대, 햄스트링과 고관절 굴곡근).
3. 고관절 굴곡근, 햄스트링, 등 상부 그리고 과활성된 근육들을 정적 스트레칭으로 늘려준다.
4. 가벼운 스윙, 가블릿 스쿼트와 큰 걸음으로 걷기 등을 해준다.

벤치 프레스

반드시 적절한 무게로 몇 분 동안 워밍업을 한 후, 스스로 할 수 있는 더 큰 중량을 준비하라.

오늘은 마지막 훈련 최대 2회의 무게에서 20파운드 미만까지 원판을 더하라. 좋은 보조자와 함께 이 무게로 5회씩 3세트 실시하라.

5 × 3 보조자 ________________

배트 윙스

보통 사용하는 중량으로 10초 5세트를 실시하라.

원암 프레스

가벼운 무게로 몇 번의 워밍업을 한 후 당신의 훈련 무게로 진행하라. 더 무거운 무게로 할 수 있게 시도하라.

약한 팔로 시작해서 2-3-5회 실시하라.

강한 팔로 바꾸고 2-3-5회 실시하라.

이것을 총 3세트를 반복하라.

2-3-5회의 무게: ________________, 3세트

버드 독

동작을 몇 번 연습하라. 양쪽을 실시하고 동작을 마스터하라. 양측을 하고 움직임을 완성하라. 시간이 갈수록 양 무릎을 서로 가깝게 움직여라.

복합 운동(콤플렉스)

맞다! 이 복합 운동은 다음 단계로 넘어가기 전에 한 가지 리프트의 반복을 마치고, 연이어서 하는 리프트 시리즈이다. 모든 리프트를 완료한 후에 바벨에서 손을 떼고 바닥에 내려놓는다.

1. 로우 2회
2. 클린 2회
3. 프론트 스쿼트 2회
4. 밀리터리 프레스 2회
5. 백 스쿼트 2회
6. 굿모닝 2회

오늘은 가장 무거운 중량을 사용하여 총 5세트 실시하라.

고반복 백 스쿼트

오늘은 고중량 훈련의 마지막 훈련 무게로 한 세트에 50회를 시도하라.

체중이 135파운드 이하라면, 아래와 같은 방식으로 진행한다.

45(빈 바) × 10
45(빈 바) × 10
95 × 5
115 × 3
135 × 10
115 × 50

체중이 135~185파운드라면, 아래와 같은 방식으로 진행한다.

45 × 5
135 × 5
135 × 3
135 × 50

체중이 185~205파운드라면, 아래와 같은 방식으로 진행한다.

95 × 10

135 × 5

185 × 3

205 × 10

185 × 50

체중이 그 이상 많이 나가는 사람들은 아래와 같은 방식으로 진행한다.

135 × 10

185 × 2~3

205 × 10

105 × 50

쿨다운

다시 일상으로 돌아갈 수 있는 시간을 가져라. 할 필요가 있다고 생각되는 것을 할 시간이다. 나는 쿨다운 시 과거에 다쳤던 부분이나 통증이 있는 부위의 치유를 위한 교정 운동을 한다.

훈련 14일차

프로그램 리마인더

수정: 이 훈련 전후로 단백질을 먹어라. 또한 스쿼트 훈련 마지막 세트에 최선을 다하라. 당신이 총 50회를 할 수 있게 된다면, 심박수가 올라갈 것이고 목표로 하는 제지방량을 향해 나아갈 것이다. 행운을 빈다.

일반적인 웜업

1. 혈액순환이 잘 되도록 5분간 부드럽게 움직여준다.
2. 폼롤러를 문지른다(등 중부, 장경인대, 햄스트링과 고관절 굴곡근).
3. 고관절 굴곡근, 햄스트링, 등 상부 그리고 과활성된 근육들을 정적 스트레칭으로 늘려준다.
4. 가벼운 스윙, 가블릿 스쿼트와 큰 걸음으로 걷기 등을 해준다.

벤치 프레스

반드시 적절한 무게로 몇 분 동안 워밍업을 한 후, 스스로 할 수 있는 더 큰 중량을 준비하라.

오늘은 마지막 훈련시간의 무게로 2-3-5의 2세트를 하거나 최대 무게를 1회 하는 것 중에 선택할 수 있다. 마지막 세트의 5회는 두드러진 근력 증가를 나타낼 것이다.

최대 벤치 프레스 무게: ____________

2 × 2-3-5회: ____________

배트윙스

보통 중량을 사용하여 10초 5세트를 실시하라.

원암 프레스

가벼운 무게로 몇 번의 워밍업을 한 후 당신의 훈련 무게로 진행하라. 더 무거운 무게로 할 수 있게 시도하라.

약한 팔로 시작해서 2-3-5회 실시하라.

강한 팔로 바꿔 2-3-5회 실시하라.

이것을 총 2세트를 반복하라.

2-3-5회의 무게: ____________**, 2세트**

버드 독

동작을 몇 번 연습하라. 양쪽을 실시하고 동작을 마스터하라. 양측을 하고 움직임을 완성하라. 시간이 갈수록 양 무릎을 서로 가깝게 좁혀 연습하라.

복합 운동(콤플렉스)

이 복합 운동은 다음 단계로 넘어가기 전에 한 가지 리프트의 반복을 마치고, 연이어서 하는 리프트 시리즈이다. 모든 리프트를 완료한 후에 바벨에서 손을 떼고 바닥에 내려놓는다.

1. 로우 2회
2. 클린 2회
3. 프론트 스쿼트 2회
4. 밀리터리 프레스 2회
5. 백 스쿼트 2회
6. 굿모닝 2회

이것은 쉬운 훈련 날이 될 것이다. 최적의 무게로 3세트 실시하라.

고반복 백 스쿼트

오늘, 우리의 목표는 체중에 가까운 무게로 50회이다. 좋은 보조자와 함께 하라.

체중이 135파운드 이하라면, 아래와 같은 방식으로 진행한다.

45(빈 바) × 10
95 × 3
115 × 3
135 × 50
115 × 50

체중이 135~185파운드라면, 아래와 같은 방식으로 진행한다.

45 × 5
135 × 5
135 × 3
185 × 50

체중이 185~205파운드라면, 아래와 같은 방식으로 진행한다.

95 × 10
135 × 5
185 × 3
205 × 50

체중이 그 이상 많이 나가는 사람들은 아래와 같은 방식으로 진행한다.

135 × 10
185 × 2~3
205 × 2~3
225 × 50

쿨다운

다시 일상으로 돌아갈 수 있는 시간을 가져라. 할 필요가 있다고 생각되는 것을 할 시간이다. 나는 쿨다운 시 과거에 다쳤던 부분이나 통증이 있는 부위의 치유를 위한 교정 운동을 한다.

축하한다. 이 프로그램이 당신의 마지막 훈련이다.

10

복합 운동(콤플렉스)

개인적으로 나는 근비대와 체지방 감소를 동시에 이룰 수 있다고 생각하지 않는다. 늦은 밤 TV에서 떠들어대는 소리들은 믿기 힘든 이야기들뿐이다.

몸의 변화를 보이고 있던 한 학생이 찾아왔다.

"코치 님, 우리가 하는 복합 운동을 아버지가 해도 될까요? 그리고 소방서의 다른 동료들도 이 운동을 하고 싶어합니다."

"물론 괜찮습니다"라고 답했다. "그런데 왜 물으셨어요?"

"코치 님, 이 운동을 하는 모든 사람들이 덩치가 커지는 게 보이거든요."

이제 DVD 운동 프로그램이나 탱그탑을 입고 하는 TV 운동 프로그램을 시청하기 전에, 복합 운동에 대해 이야기해보자.

이 모든 걸 언제 시작했냐면…

8년제 가톨릭계 초등학교를 마치고, 공립 중학교로 옮긴 후 나는 인생의 피난처를 찾게 되었다. 사우스 샌프란시스코에 있는 사우스우드 중학교는 훌륭한 아일랜드 수녀 님이 있고 정숙한 규칙이 많은 교구 학교와는 거리가 멀었다.

사우스우드에 있을 때 우리는 엄청나게 간단한 한 가지의 웨이트 트레이닝 프로그램만을 하였다.

우리의 사우스우드 훈련은, davedraper.com에 있는 Q&A 포럼에서 자세히 논의해봤는데 매우 간단했다.

파워 클린 × 8-6-4
밀리터리 프레스 × 8-6-4
프론트 스쿼트 × 8-6-4
벤치 프레스 × 8-6-4

더 자세한 사항은 아래에서 확인 가능하다.

http://www.davedraper.com/url/southwood.php

학교 일정상 수업 시간이 짧았던 어느 날, 지도자인 프리만(Freenan) 씨는 훈련을 더 간단하게 하였다. 우리는 파워클린, 밀리터리 프레스와 프론트 스쿼트 3가지 운동을 8회씩 짧은 휴식을 취하고 파트너와 연달아 해야만 했다. 그 후 우리는 그것을 6회씩 하고, 또 4회씩 실시하였다.

벤치 프레스가 없는 이 훈련은 쉽게 보일 것이다. 그러나 코치는 한 가지 요구 사항을 덧붙였다. 세 가지 리프트를 일단 시작하면 바를 내려놓을 수 없었던 것이다.

워크아웃을 하는 동안 고통은 점점 가중된다. 프론트 스쿼트 마지막 횟수를 시도할 때 내 폐가 떨어져나가는 것같이 숨이 막혔다.

이것이 나의 첫 번째 복합 운동이었다.

시간을 되돌리기

복합 운동의 기원은 상당히 뿌리 깊은데, 전설적인 서지오 올리바(Sergio Oliva)에게도 도움을 주었고, 말초심장작용(peripheral heart action: PHA) 훈련법을 개척한 1960년대 미스터 아메리카 밥 가즈다(Bob Gajda)에 의해 큰 반향을 일으켰다. 존 맥컬럼(John McCallum)의 위대한 저서 『Keys to Pregress』에서 더 많은 정보를 찾을 수 있을 것이다.

다음은 PHA 훈련법에 따른 예이다.

프론트 스쿼트 × 12
커들 싯업(Cuddle sit-ups) × 25
컬 × 10
시티드 트위스트 × 25
레슬러 브릿지 × 10

총 4번을 연속으로 하고 휴식하라. 이 훈련법은 3~4가지 다른 연속 동작을 구성해야 한다. 이 방법은 전신을 덮은 많은 지방을 상상 이상으로 태워버릴 수 있는 이점을 가졌다.

PHA는 분명한 문제를 가지고 있다. 여러 장비를 갖추어야 한다는 점이다. 당신이 기구를 사용하기 위해 기다리거나 찾으러 다니지 않게 부착식 친업바, 덤벨, 바벨처럼 이동 가능한 장비가 좋다. 대학교 체육관이나 공공시설에서 운동하는 사람들은 알 텐데, 한 기구에서 다른 기구로 옮겨 운동하면 그사이에 사용했던 기구는 다른 사람이 차지하게 될 것이다.

1970년대에 훈련했던 많은 사람들에게 유니버설 짐(The Universal Gym)은 이 문제에 대한 대안이었다. 나의 경우 풋볼에 관한 훈련 시 다음처럼 진행하였다.

벤치 프레스
랫풀다운
레그 프레스
하이퍼익스텐션
레그 익스텐션과 레그 컬
넥 하드네스(Neck harness)
리스트 롤러
숄더 프레스
인클라인 싯업

각 종목당 30초 운동 후 코치는 휘슬을 불었다. 우리는 다음 위치로 이동해 계속 운동을 하였다. 이 훈련은 수많은 선수들에게 좋은 훈련 방법을 제공할 수 있다.

노틸러스 장비(Nautilus machine) 훈련은 한 장소에서 다음 장소로 빠르게 이동할 수 있어 심혈관계 컨디션 향상이 된다고 믿어졌다. 체육관의 오너들도 고객들을 빨리 순환시킬 수 있는 방법이라 인정한다.

당신이 이 세상의 모든 웨이트 리프팅에 대해 알고 싶다면, 존 제시(John Jesse)의 『Wrestling physical Conditioning Encyclopedia』을 그대로 따라 하라. 이 책에서 스트렝스 훈련에 대해 수많은 다양한 방법과 비결, 그리고 상상할 수 없는 특별한 장비들을 찾을 수 있을 것이다. 서킷트레이닝과 지구력 챕터는 복합 운동의 기본 원리를 많이 포함하고 있다.

몇 년 전, 이스트반 '스티브' 자보렉(Istvan "Steve" Javorek)의 복합 운동은 여러 차례 도난당하고 재포장되었다. 나는 그의 웹사이트에서 언급한 어떤 말에 고개를 끄덕이게 되었다.

> "캘리포니아에서 아이슬란드를 거쳐 시베리아까지 수천 명의 코치가 자보렉의 복합 운동 훈련으로 그들의 선수를 지도하고 있다는 것을 들었다. 그러나 그들 중 일부는 그냥 가져다 쓴다. 나는 이 운동법의 발전을 위해 부단히 노력하였고 이 '작은 비밀'을 모두에게 나누는 것을 좋아했다. 그저 창시자에게 감사의 표시만 표현하길 바랄 뿐이다."
>
> "복합 운동 훈련의 본래 목표는 퍼포먼스 향상을 위해 시간을 절약하고 흥미를 유발할 수 있는 효과적이고 적극적인 프로그램을 찾는 것이었다. 당신의 선수들에게 이 훈련법을 사용하기로 선택했다면, 당신의 새로운 복합 운동을 '변형된 자보렉

콤플렉스(Javorek's Complex)'라고 정직하게 불러라."

자보렉 콤플렉스는 그들이 고려하는 성공의 열쇠를 줄 수 있는 훌륭한 프로그램이다.

자보렉 바벨 콤플렉스 #1

바벨 업라이트 로우 × 6
바벨 하이풀 스내치 × 6
바벨 비하인드 헤드 스쿼트 & 푸쉬 프레스 × 6
바벨 비하인드 헤드 굿모닝 × 6
바벨 벤트 오버 로우 × 6

자보렉의 웹사이트 istvanjavorek.com에서 복합 운동의 많은 예를 찾을 수 있다.

알윈 코스그로브(Alywn Cosgtove)는 또 다른 복합 운동의 마스터다. 그의 권고에 따라 복합 운동을 수행하였는데, 곧 이 훈련을 그동안 하지 않았던 것이 나의 트레이닝 경력에 가장 큰 실수 중 하나였음을 깨닫게 되었다. 만약 복합 운동을 하겠다고 마음먹었다면 단단히 각오하고 임하길 권한다.

내 복합 운동의 정의는 간단하다. 복합 운동은 다음 단계의 리프팅을 하기 전에 하나의 리프팅 횟수를 끝내고 연속적으로 하는 리프팅 시리즈이다. 바벨은 모든 리프팅이 완료된 후 바닥에 내려놓고 손을 떼야 한다. 덤벨과 케틀벨로 그것들을 할 수 있을지라도, 나는 바벨을 사용할 것을 주장한다. 확실히 다른 장비보다 큰 가치를 가지고 있고, 선수들의 덩치를 키우고자 한다면 더 무거운 바를 사용해야 한다.

복합 운동을 체계화시키는 열쇠는 당신의 생각을 버리고 논리적인 방식을 따르는 것이다. 다시 말해서 로우를 처음 하고, 백 스쿼트를 이어서 하면 어떻게 리프팅을 원할히 이어나갈 수 있겠는가? 여러 리프팅 동작을 연달아 시행하기 위해 바벨의 위치를 몸 앞에서 뒤, 혹은 뒤에서 앞으로 옮기는 횟수를 최소화해야 한다. 예를 들어 백 스쿼트 전에 밀리터리 프레스를 하는 순서라면, 밀리터리 프레스 마지막 반복 때 중량을 등쪽에 내려라.

최대 중량으로 훈련하기 전에 먼저 훈련 순서를 떠올리도록 한다. 아마 가벼운 청소자루를 먼저 사용하는 것이 최선의 선택일 수 있을 것이다.

휴식 시간은 생각하는 것보다 길어야 한다. 이 책에 적힌 다른 내용들처럼 이것도 보는 것만큼 쉽진 않을 것이다.

가장 어려운 점은 반복 횟수의 범위를 정하는 것이다. 지방을 태우면서도 덩치를 키우기 위해선 8회 반복으로 세트를 구성한다.

8회 콤플렉스 A

로우 × 8
클린 × 8
프론트 스쿼트 × 8
밀리터리 프레스 × 8
백 스쿼트 × 8
굿모닝 × 8
바닥에 바를 조용히 놓고 휴식!

나는 젊은 선수들에게 근육 증가를 목적으로 하는 경우 3세트로 운동시키는 것을 선호한다. 바에서 더 많은 시간을 보내는 것은 몸이 더 커지기 위한 적응 과정이다. 게다가 이것은 실제 경기에서 가장 도움을 주는 것 같다.

고등학교 2학년 소년이 콤플렉스 A를 155파운드로 각 3회씩 3부분을 다루는 걸 본다면 그가 겨우 15세일지라도 진짜 강한 사람이 된 걸 알게 될 것이다.

본인이 좋아하는 횟수로 변화를 줄 수 있지만 나는 8회와 3회가 가장 최상이라는 것을 찾아냈다. 8회씩 5세트를 한다면, 아마도 이 훈련을 더 이상 하지 못할 것이다. 3회씩 3세트는 훌륭한 예비 리프팅 준비운동이 되고, 또는 더 무거운 중량으로 근력과 근비대 훈련에 사용 가능할 수 있다.

세트들은 몸에 기하학적인 영향을 주는 것 같다. 3라운드 이상 시도하기 전에 훈련의 처음 몇 회는 지나칠 정도로 조심한다.

끔찍한 구식이 아닌 전통적인 훈련 변화 방법은 근력 향상을 위한 콤플렉스처럼 데이브 드래퍼(Dave Draper)같이 훌륭하게 사용해왔다. 기본적으로 각 세트마다 횟수를 낮추고 중량을 더하라.

중량을 빠르게 올리는 것에 주의하라.

콤플렉스 C의 변화를 보자.

콤플렉스 C

행 스내치
오버헤드 스쿼트
백 스쿼트
굿모닝
로우
데드리프트

세트 1: 45파운드 바 8회
세트 2: 65파운드 7회
세트 3: 85파운드 6회
세트 4: 105파운드 5회
세트 5: 125파운드 4회
세트 6: 145파운드 3회
세트 7: 165파운드 2회
세트 8: 185파운드 1회

여기서는 당신이 스내치 185파운드로 훈련을 완료할 수 있다고 가정한다.

나의 콤플렉스 문서 파일을 원한다면 Danjohn.net의 오른쪽 사이드바의 맨 위에서 출력 가능하고 전체 내용을 찾아볼 수 있을 것이다. 이 콤플렉스 부분을 프린트하여 운동에 임하는 마음가짐을 위해 바벨 앞 가까운 곳에 두고 사용할 수 있을 것이다. 다음 운동으로 이동하기 전에 리마인드용으로 시트를 사용하라. 많은 인원을 관리해야 하는 경우엔 플라스틱 파일에 시트를 보관하고 몇 주씩 계속 사용할 수 있게 한다.

6가지 선택

이제 내가 좋아하는 6가지 콤플렉스를 소개할 시간이다. 각각 6가지 리프트 종목이 구성되어 있다는 걸 주목하라. 대부분의 운동은 누구에게나 친숙할 것이다. 당신이 어떻게 하는지 모르는 운동이 있다면 하지 마라.

콤플렉스 A

로우
클린
프론트 스쿼트
밀리터리 프레스
백 스쿼트
굿모닝

콤플렉스 B

데드리프트
클린 그립 하이 풀
클린 그립 스내치
백 스쿼트
굿모닝
로우

콤플렉스 C

행 스내치
오버헤드 스쿼트
백 스쿼트
굿모닝
로우
데드리프트

콤플렉스 D

업라이트 로우
클린 그립 스내치
백 스쿼트
비하인드 더 넥 프레스
굿모닝
로우

콤플렉스 E

파워 클리
밀리터리 프레스
백 스쿼트
굿 모닝
비하인드 넥프레스
프론트 스쿼트

콤플렉스 F

오버헤드 스쿼트
백 스쿼트
굿모닝
프론트 스쿼트
로우
데드리프트

컴플렉스들: 단순하게 하기

나는 지루함을 없애기 위해 주 3회 수영을 한다. 만약 주 2회 훈련하는 방식(8회 3세트 또는 8-7-6-5-4-3-2-1)을 선택한다면, 당신은 9주 동안 계속할 수 있는 18가지 훈련 방안을 가지고 있는 것이다.

11

벌크업에 대한 질문들

"저는 몸 상태가 좋지 않아 걱정입니다. 그동안 부상도 많이 입었고, 여기저기 쑤시고 아파요. 그리고…."

이런 상황이라면 먼저 CK-FMS 전문가를 찾아가길 바란다. 이 시스템은 그레이 쿡이 고안한 Functional Movement Screen을 근거로 하여 RKC 전문가들이 점수화하여 활용하는 시스템이다. 만약 FMS의 모든 항목에서 2점이 나오고 비대칭이 보이지 않는다면, 그대로 훈련을 진행하여도 괜찮을 것이다. 하지만 그렇지 못하다면, 이런 심각한 몸 상태를 먼저 개선하지 않고 굳이 벌크업에 목숨을 걸 필요는 없다고 생각한다.

"에이 너무 민감하게 받아들이는 거 아닌가요?"

아니다. 나는 이 분야에 오랜 기간 종사해왔고 하지 말거나, 할 수 없거나, 하지 않았으면 하는 프로그램을 무리하게 진행해온 사람들을 어느 정도 만날 수 있었다. 그래서 나는 당신이 그런 멍청한 짓을 하지 않았으면 하는 것이다.

"뭐, 그래도 좀 빡빡한 사람인 것 같긴 하군요."

맞다. 하지만 내가 스트렝스 코치로 일해온 동안 '진실'이라고 생각하는 세 가지를 살펴보자.

1. 손상이 없는 활동을 하라.
2. 스스로 목표가 무엇인지 물어보고, "나의 목표는 무엇인가?"라는 질문에 대한 답에 집중하도록 한다.
3. 당신이 설정한 목표를 달성한 다른 사람들의 성공 사례를 따르라.

만약 당신의 목표가 근육량을 늘리는 것이고, 당신이

- 스쿼트를 하는 법을 배우고 싶거나
- 통증에서 자유로운 삶을 살고 싶거나
- 6주 프로그램을 자유롭게 다루고 싶다면

이 책은 당신에게 큰 도움을 줄 것이다!
"저는 스쿼트를 할 줄 몰라요. 어떻게 해야 하나요?"
그렇다면 힘들지만 배울 생각은 있는가?
"아니요."
그럼 이 프로그램을 하지 말라.
만약 안락함과 편안한 느낌만 받고 살고 싶다면 애완견을 키우는 편이 나을 것이다.
"저는 스쿼트를 할 줄 몰라요, 어떻게 해야 하나요?"
그렇다면 배울 생각은 있는가?
"네, 물론이죠."

고난의 과정이 따르겠지만, 덤벨과 케틀벨을 이용한 6주간의 스쿼트 '교육' 프로그램을 따르라. 물론 신체 다른 부분도 트레이닝 하지만, 스쿼트 움직임을 익힐 수 있도록 시간을 들여야 한다. 만약 그럴 수만 있다면, 백 스쿼트를 가르쳐줄 수 있는 사람에게 부탁하거나 인터넷에서 자료를 찾아 배우도록 하자. 내가 운영하는 웹사이트인 danjohn.net 스쿼트 교정에 대한 1시간짜리 무료 동영상도 찾아볼 수 있을 것이다. 아니면 내가 운영하는 클리닉에서 만든 움직임에 관련한 강의나 'From the Ground Up'과 같은 DVD들을 구매하여 참고할 수도 있을 것이다.

"시중에 판매하는 보충제를 복용하는 것에 대해서 특별히 추천하지 않는 이유는 무엇인가요?"

근육을 만드는 데 도움을 주는 마법의 가루가 몇몇 있기는 하다. 무가당 Psyllium husk 제품은 식이섬유를 제공한다. 질 좋은 단백지 파우더 역시 좋은 효과를 낼 수 있다. 어떤 이들은 크레아틴을 섭취하여 좋은 결과를 얻기도 한다. 피시오일 음…. 단순히 기름이 든 캡슐이 아니다. 지금까지 소개한 제품들은 여러 문제를 해결해주는 구세주들이라 할 수 있다. 프로바이오틱스의 경우에는 그 효과에 대해 조금 논란이 있다. 뭐 논란이 있더라도 모두 먹어보자. 자, 다음으로 논의할 건 무언가?

수소의 고환이 도움을 주는지? 열대 우림의 베리류들이 달걀과 토스트보다 진짜 더 좋은 식품인가? 글쎄 잘 모르겠다. 나는 그렇게 생각하진 않지만 내가 틀릴 수도 있다. 그래도 많은 사람들에게 내가 하고자 하는 대답은 자기 체중으로 백 스쿼트를 50회 할 수 있을 때까지는 돈을 아끼라는 것이다. 매직 파우더는 그다음에 생각해보자.

"제가 맞는 길을 가고 있나요? 다른 프로그램을 해야 하는 건 아닌가요?" (나는 이 질문에 대해 50억 번쯤은 대답한 것 같다.)

절대 안 된다. 다른 프로그램에 적응해보려 했고 비참하게 실패했던 경험이 기억나는가? 몸을 프로그램에 끼워 맞추려는 시도는 이제 멈춰라. 대신 세부적인 사항들이 아닌, 이 책에 쓰여진 원리와 방향을 정확히 따르고 실천하라. 당신이 이 시스템을 진지하게 받아들인다면, 낮은 볼륨의 훈련으로도 강해질 것이며 근육질의 몸을 얻게 될 것이다. 시도하라. 6주가 지나고 난 그다음에서야 다른 목적을 위해 프로그램을 바꿔도 될 것이다.

"당신의 웹사이트, 기고문, 그리고 이 책에 있는 많은 콤플렉스에 관한 내용을 다른 사람들에게 적용해도 될까요?"

안 된다. 나도 주변에 사랑하고 아끼는 사람들이 있지만(내 아이들을 포함하여) 일단 6주간은 참고 난 뒤에 다른 변형과 다양성을 도입해보라. 지금은 집중하라.

"이 프로그램을 시작하고 중간에 다른 것들을 하다 다시 또 이 프로그램을 해도 될까요?"

물론이다. 지금 당신이 누리고 있는 선택의 자유는 역사상 많은 선조들이 희생하여 얻은 고귀한 것이다. 당신이 하려는 것이 효과를 발휘할지는 의문이지만, 나는 보통 사람들이 하려는 것을 막지는 않는다.

이렇게 하는 건 어떤가? 프로그램을 시작하고, 레이저 빔처럼 한 점으로 강력하게 집중하고 마무리까지 짓는 것이다. 그냥 나의 의견이다.

"프로그램을 잘 마무리했습니다. 이제 무엇을 하나요?"

첫째, 7주차인 평가 부분에 대한 내용을 다시 읽어라.

문자 그대로, 이 프로그램을 성공적으로 마친 1천 명의 사람들은 각각 천 가지 다른 접근을 수행하였다. 개인적으로, 나는 당신이 평가를 하는 시간을 가지고 당신이 이끌어낸 발전에 대한 몇 가지 통찰을 되짚어보는 것을 권한다. 또한 특정 스트렝스나 특정 신체 부위에서 발견된 약점에 대해서도 생각보길 바란다. 이는 정말 훌륭한 시간일 것이다.

몇 년 전 나는 6주간 체지방 감량 프로그램을 하였다. 앳킨스 다이어트라고 하는 프로그램이었는데, 주중에는 하루에 탄수화물 섭취량을 20그램 이하로 제한하고 금요일 밤부터 토요일 하루 종일은 탄수화물 파티를 한다. 그리고 일요일 아침에는 베이컨과 달걀 정도만 먹는 것이다. 이 프로그램을 통해 209파운드까지 감량을 하였는데, 역사상 가장 낮은 몸무게였다.

훈련은 나의 가장 약한 부위인 팔에 집중하였다.

- 주 2회로 동료와 나는 암컬과 트라이셉스 익스텐션을 3~5세트 하였다.
- 일주일에 하루, 스쿼트를 하였는데, 주로 타바타 형식의 프런트 스쿼트였다.
- 주중 다른 하루는 밀리터리 프레스 종류의 운동을 하였다.

매우 간단한 프로그램이고 좋은 결과도 얻었지만, 나는 이를 멈췄다! 근비대 훈련을 마치고 나는 40일 동안 진행하는 프로그램을 실험하였다. 파벨과 함께 고안한 이 프로그램은 '이지 스트렝스(Easy Strength)'라고 이름 붙였다.

여기서는 그 기초적인 내용에 대해서 소개하고자 한다. 몇 년 전 파벨은 나에게 간단한 프로그램을 하나 제안하였다. 프로그램이 너무 간단해서 무시할 수도 있으니 주의하기 바란다.

1. 진행할 40회의 워크아웃 동안, 매일매일 완전히 같은 훈련 프로그램을 수행한다. 계산해보니 내가 원하는 목표는 20일 또는 22일쯤이면 달성할 수 있을 것 같았다. 즉 40일보다 좀 더 짧게 계획할 수도 있다는 의미이다.
2. 5가지 운동을 선택한다. 만약 당신이 스쿼트 움직임에 관심이 있다면, 가블릿 스쿼트나 오버헤드 스쿼트와 움직임을 웜업에 넣는 것을 권한다. 물론 다른 신체 부위에 집중하는 것도 가능하다.
3. 다음 5가지 움직임에 집중한다.
    - 큰 후면 사슬 움직임: 데드리프트가 좋을 것이다.
    - 상체 밀기 움직임: 벤치 프레스, 인클라인 벤치 프레스, 밀리터리 프레스
    - 상체 당기기 움직임: 풀업, 로우, 또는 고중량 바이셉스컬
    - 전신의 폭발적 움직임: 케틀벨 스윙 또는 스내치
    - 전면 사슬 움직임: 복근 운동이라고 부를 수도 있다. 나는 앱 휠(ab wheel)이 가장 좋다고 생각하지만, 저반복으로 하여 의미 있다면 다른 운동을 해도 된다.
4. 워크아웃당, 데드리프트와 밀고 당기는 운동을 5회 반복 2세트 한다. 그리고 폭발적인 움직임은 20~50회 반복 1세트를 한다. 복근 운동은 엄격한 동작으로 5회 반복 1세트 수행한다.
5. 중량이나 부하에 대한 계획 또는 걱정은 접어두도록 한다. 항상 제어 가능한 무게를 다루면 중량은 자연스럽게 올라갈 것이다.
6. 초크를 씹어 먹거나, 괴성을 지르거나, 주먹으로 벽을 치지 마라. 어떠한 흥분이나 감정적 동요 없이 완벽한 기술로 수행하는 것에만 집중한다.

프로그램을 완성하는 데에는 8~10주 정도가 걸린다. 주당 5회 세션을 하는 것을 권하

지만, 계획한 대로 하긴 쉽지 않을 것이다. 뭐 계획대로만 되지 않는 것이 인생 아니겠는가?

물론 스쿼트하는 법을 알고 있다면, 이는 벌크업 프로그램에 대한 훌륭한 도입 프로그램이 될 수 있을 것이다.

"댄, 나는 살찌고 몸이 부어 있는 것 같아요. 식단에 대한 다른 조언을 구할 수 있을까요?"

저탄수화물을 먹든, 아님 다른 선택을 하든 간에, 설탕이 잔뜩 들어간 탄산음료나 인스턴스 음식을 피하는 것이 좋을 것이다. 에너지를 채우기 위해서 초코바를 먹으라는 광고를 본 적 있는가? 광고의 모델은 지쳐 있을 때 초코바를 먹고 기운을 차리는 듯한 이미지를 보여준다. 그 초코바는 453칼로리를 함유한 참치통조림 2개 분량의 열량을 가지고 있고 어떤 것은 참치캔 3개에 육박하는 열량을 보인다!

자, 이제 최소한 악의 축에 속하는 음식들은 먹지 말기로 약속하자.

1. 탄산음료: 어떤 이들은 심지어 무설탕 음료도 인슐린 수치 상승을 유발한다고 주장한다.
2. 초코바, 사탕, 설탕이나 사탕을 입힌 과자… 등등. 이런 애들이나 먹는 것들은 치우고 어른답게 '음식'을 먹어라!
3. 과자, 쿠키 등 종이 상자에 들어 있는 탄수화물은 피해라.

종이 상자에 들어 있는 탄수화물이란 공장에서 생산되어 종이 박스로 포장된 제품들을 의미한다. 이러한 제품들은 가공 처리되고 포장되어 당신의 엉덩이나 허벅지로 바로 가서 붙는다.

역사상 가장 뛰어난 투포환 선수 중 한 명인 브라이언 올드필드(Brian Oldfield)가 말한 '퍼포먼스의 열쇠 중 하나'를 덧붙여보자. 간단히 말해, 핵심은 알레르기를 일으키거나, 또는 소화하하기 불편한 음식이 무엇인지 찾아내는 것이다. 오랜 기간 알레르기와 투쟁해 온 폐 질환 관련 협회에 문의해본다면, 땅콩, 생선, 달걀, 우유, 밀, 그리고 콩은 알레르기를 일으킬 수도 있는 음식이라는 것을 알 수 있을 것이다. 사실, 1980년대 초 한 유명한 피트니스 잡지에서는 미국인의 90% 정도가 밀과 우유에 알레르기 반응을 보인다는 기사를 실었다.

나는 이를 한 '영양학자'에게 말해보았는데, 그는 밀이 거의 모든 제품, 심지어 맥도날드에서 파는 셰이크에도 함유되어 있다며 터무니없어했다. 그의 말을 듣고 처음 든 생각은 이랬다. '아니 그럼 이 영양학자는 스테이크에도 밀이 들어 있다고 생각하는 건가? 소가 밀을 먹어서?' 하지만 그의 말이 틀렸다는 것이 밝혀졌다. 최소한 지금은 옥수수가 거의 모든 식품에 들어간다.

엘슨 하스(Elson Hass) 박사는 《Mind and Muscle Power》와 한 인터뷰에서 알레르

기 반응이 최소화되는 음식은 쌀, 배, 양고기, 케일, 연어와 깊은 바다에서 사는 생선, 넙치와 가자미, 숭어, 칠면조, 토끼, 고구마와 꿀이라고 언급하였다.

그는 양배추, 당근, 콜리플라워, 브로콜리, 살구, 비트, 호박, 올리브, 올리브 오일, 크랜베리, 허브차와 타피오카를 추천하였다.

문제가 되는 음식들을 제하는 것에 대한 아이디어를 제공하는 책이 많다. 그리고 여러 사람들의 경험에 따라 장기간 문제가 되는 이런저런 음식들에 대해서도 많은 지식을 가질 수 있다. 알레르기로 문제를 겪어본 사람이라면 말썽을 일으키는 것들을 멀리해야 할 필요성에 대해서 이해하고 있을 것이다.

이는 특정 음식에 대한 판정을 내리고자 하는 게 아니다. 《맨즈 저널(Men's Journal)》은 근육을 만드는 데 도움을 주는 음식 목록을 발표하였다. 이른 바 **슈퍼푸드**는 다음과 같다. 달걀, 아몬드, 연어, 요구르트, 소고기, 올리브 오일, 물, 커피. 이 리스트는 마치 내가 평소 즐기는 식단을 가져다놓은 것처럼 보인다! 달걀이 어떤 이들에게는 독약이 될 수도 있지만, 어떤 이들에게는 성공적인 선수 식단이 될 수도 있다. 시간을 들여 어떤 식품이 자신에게 맞는 반응을 보이는지 연구하고, 알레르기 전문 의사와 상담한다면 식단 구성을 잘 할 수 있을 것이다.

파벨은 10여 년 전 다음과 같은 조언을 하였다. 첫째, 탄수화물을 멀리한다. 스테이크를 먹는다. 러시아 장교 부대는 오랜 기간 이와 같이 식사하였다고 서술하는 『안나 카레니나』를 읽어라. 직접 만든 아침 식사를 먹어라. 저녁은 나눠 먹고 야식은 적에게 건네라. 셋째, 근육을 키워라. 넷째, 유산소성 훈련을 하되, 부하 조절을 하도록 한다.

이쯤이면 답을 했다고 생각한다.

"댄, 스테로이드에 대해 어떻게 생각하나요? 근육을 키우는 데 그 어떤 것보다 효과적이지 않은가요?"

스테로이드에 대해서는 몇몇 논쟁이 있다. 여기 미국에서는 심각한 불법 행위이다. 그리고 내가 선수, 코치로 소속된 모든 스포츠 연맹에서는 스테로이드 사용을 금지한다. 어떤 이들은 이를 부도덕한 행위라고도 한다.

내가 글을 쓰기 시작했을 무렵, 당시에 굉장히 유명하던 한 남자가 내가 스테로이드에 대해 언급한 글을 가지고 분노에 찬 이메일을 여러 차례 보냈다. 그 내용은 "나는 절대로 스테로이드를 해보지 않았다", "스테로이드 없이는 절대 당신은 성공할 수 없을 것이다", "당신이 뭘 얼마나 잘 알고 있느냐, 나랑 훈련을 해본 적이 있느냐"와 같은 내용들이었다. 그리고 그가 죽었다는 소식을 들었다. 슬프게도 이처럼 일찍이 스테로이드를 사용했던 사람들이 중년의 나이에 이르렀고 우리가 생각하는 것보다 그 수는 더욱 많다. 어떤 유명한 사람은 노쇠한 선수들은 자신의 벤치 프레스 실력을 되돌리기 위해 스테로이드를 다시 하려고 한다는 이야기도 전해주었다.

뭐 이런 것들은 문제가 되지 않을 수도 있다. 진짜 문제는 다음과 같다. 스테로이드를 사용하는 게 뭐가 나쁘냐고 생각되는가? 진지하게 그래서 뭐가 어쨌는데? 라고 생각하는가? 어떤 사람은 엘리트 선수들이 4년마다 열리는 스포츠 이벤트에서 이름을 남기는 법에 대해 "스테로이드가 해답이다"라고 말했다.

당신은 어둠의 세계에 빠져드는 것에 대해서 대수롭지 않게 생각하는가? 체중 160파운드를 돌파하거나 맨몸 체중 스쿼트를 하려면, 그저 체중을 180파운드로 늘리면 되는 것이다. 그러므로 모든 올바른 이유들을 위해 몸을 깨끗하게 유지하라, 그리고 또 한 가지 다음과 같은 장점도 있다. 스테로이드를 하지 않으면 '당신'의 성장에 필요한 통찰력을 제공하는 작은 변화들을 알아차릴 수 있는 기회들을 놓치지 않을 것이다.

"훈련을 하루 빼먹으면 어떤 일이 벌어지나요? 다음 날 해도 되나요? 하루 빼먹은 것으로 전체 6주 과정을 망치지는 않을까요?"

최선의 방법은 일단 걱정은 접어두고 다음 날 운동을 하고, 휴식 날은 휴식하고, 재충전 날은 건너뛴 다음 다시 훈련 날로 들어가 일정대로 하는 것이다. 누구나 6주간 이런 경우가 한 번은 있을 것이다. 만약 이런 날이 잦게 된다면 다음과 같이 7주차 훈련을 추가하도록 한다.

월요일: 몸을 상쾌하게 만들고 재충전
화요일: 계획대로 훈련
수요일: 휴식
목요일: 재충전
금요일: 휴식
토요일: 계획대로 훈련
일요일: 휴식

그동안 적용하던 팁들을 지키면서 6주차 적용 사항을 적용하고 13, 14일차 워크아웃을 진행한다. 이때는 6주차에 계획된 훈련을 한다. 6주차 적용 사항은 따른 사람들에게서 괜찮은 피드백을 받고 있다.

"계획된 반복 수를 수행하지 못하면 어떡하나요? 또는 지난주에 사용했던 중량을 지금 다루지 못하면 어떡하나요?"

충분히 일어날 수 있는 일이다. 내가 받은 최고의 피드백 중 하나는 자신의 벤치 프레스 기록을 너무나 빨리 올린 사람에게서 받은 것이다. 그는 이를 벤치 프레스 기록 향상 프로토콜로 만들었다. 즉 설정된 것보다 강도를 낮추지 않고, 2회 반복 가능한 중량으로 그대로 다시 훈련했다는 것이다. 하지만 이는 터무니없이 나쁜 생각이다!

자, 다시 되새겨보자. 이 프로그램은 3가지 요소들이 복합적으로 작용하는 것을 근간으로 하고 있다. 상체 스트렝스 훈련, 복합 운동, 그리고 고반복 스쿼트가 그 3가지 시스템이다. 여기서 스쿼트가 핵심이라고 할 수 있다. 만약 다른 두 운동에서 다루는 중량이 가볍더라도, 스쿼트를 적정 중량으로 하고 있다면 올바른 궤도에 있긴 한 것이다.

또한 어느새 복합 운동도 충실히 할 수 있고 중량도 높여 만족스럽게 운동하는 날을 맞이하게 될 것이다. 그리고 이렇게 말하게 될 것이다. 더 할 수 있을 것 같은데?

부하는 언제든 가볍게 할 수 있다. 개인적으로는 가벼운 중량으로 6주를 성공적으로 마치는 것이 더 중요하다고 생각한다. 중량은 조정하라. 나라면 훈련 후 정신적으로 휴식을 취할 수 있는 시간을 가지거나 기운을 내기 위한 시간을 가질 것이다. 무엇이든 쉽게 수정할 수 있고(예를 들면 수면을 더 취하거나) 조정할 수 있다.

12

6주간의 훈련 기록

	월요일	화요일	수요일	목요일	금요일	토요일	일요일
Week 1	훈련 **1일**	휴식	재충전	훈련 **2일**	휴식	재충전	훈련 **3일**
Week 2	휴식	재충전	훈련 **4일**	휴식	재충전	훈련 **5일**	휴식
Week 3	재충전	훈련 **6일**	휴식	재충전	훈련 **7일**	휴식	재충전
Week 4	훈련 **8일**	휴식	재충전	훈련 **9일**	휴식	재충전	훈련 **10일**
Week 5	휴식	재충전	훈련 **11일**	휴식	재충전	훈련 **12일**	휴식
Week 6	재충전	훈련 **13일**	휴식	재충전	훈련 **14일**	휴식	재충전
Week 7	**프로그램 평가**						

Week 1

월요일: 훈련 1일

화요일: 휴식

수요일: 재충전

목요일: 훈련 2일

금요일: 휴식

토요일: 재충전

일요일: 훈련 3일

시작 중량, 월요일 ______________

영양 지도:

세 가지 음식 섭취와 하루에 여러 차례 간식을 섭취하는 것을 시작한다. 61페이지를 참고하라.

Week 1, 월요일 - 훈련 1일차　　　　　날짜 ____________________

웜업

- ❒ 5분간 부드럽게 움직이기 - 혈액순환
- ❒ 폼롤링(등 중간 부위, IT 밴드, 햄스트링과 고관절 굴곡근)
- ❒ 고관절 굴곡근, 햄스트링, 등 상부와 문제가 있는 부위에 정적 스트레칭
- ❒ 가볍게 몇 차례의 스윙, 가블릿 스쿼트, 그리고 큰 보폭으로 뛰기

벤치 프레스: 웜업을 하고 난 뒤

	사용 중량		사용 중량
가벼운 무게로, 5회 반복		중량 추가, 5회 반복	
중량 추가, 5회 반복		중량 추가, 5회 반복	
중량 추가, 5회 반복		중량 추가, 5희 반복	
최종 중량, 5회 반복			
최종 중량 ____________			

배트윙: 중량 측정

10초간 hold	Test 1:	Test 2:	Test 3:
최종 중량 ____________			

원암 프레스: 중량 측정, 근력이 낮은 팔부터

2~3회 반복(각 팔)	Test 1:	Test 2:	Test 3:
최종 중량 ____________			

버드 독: 오른쪽, 왼쪽을 연습한다. 시간이 지남에 따라 양 무릎을 점점 모은다.

복합 운동: 각 운동당 3회 반복을 실시한다. 중량을 추가적으로 조금 올리고, 총 3라운드를 반복한다. 각 라운드에서 사용한 무게를 기록한다.

로우 | 클린 | 프런트 스쿼트 | 밀리터리 프레스 | 백 스쿼트 | 굿모닝

라운드 1:	라운드 2:	라운드 3:

고반복 백 스쿼트: 95파운드 중량으로 30회 반복 1세트를 한다. 만약 체중이 135파운드(약 61킬로그램)보다 가볍다면, 빈 바를 사용한다.

쿨다운: 스트레칭이나 다른 교정 운동 등, 쿨다운 시기에 사용하는 방법을 기록하라.

____

____

영양 계획 실시(Y/N로 기록)____ 단백질 보충____ 섬유질 보충____ 피시오일 보충____

Week 1, 화요일 – 휴식 날짜 ______________________

쇼핑, 계획 정리, 음식 준비

영양 계획 실시(Y/N로 기록)_____ 단백질 보충_____ 섬유질 보충_____ 피시오일 보충_____

비고 ____

____

____

▶|◀

Week 1, 수요일 – 재충전 날짜 ______________________

10~20분 정도 할 수 있는 양질(quality)의 저강도 움직임을 선택한다. 선택한 운동과 움직임을 하는 중 발견한 사항을 기록하고 다음 '재충전' 날을 위해 해당 사항을 기억하도록 한다.

____

____

____

____

____

____

____

영양 계획 실시(Y/N로 기록)_____ 단백질 보충_____ 섬유질 보충_____ 피시오일 보충_____

비고 ____

____

____

Week 1, 화요일 - 훈련 2일차 날짜 ____________________

웜업

- ❒ 5분간 부드럽게 움직이기 – 혈액순환
- ❒ 폼롤링(등 중간 부위, IT 밴드, 햄스트링과 고관절 굴곡근)
- ❒ 고관절 굴곡근, 햄스트링, 등 상부와 문제가 있는 부위에 정적 스트레칭
- ❒ 가볍게 몇 차례의 스윙, 가블릿 스쿼트, 그리고 큰 보폭으로 뛰기

벤치 프레스: 웜업을 하고 난 뒤 2-3-5 반복, 지난 워크아웃 중량에서부터 시작

	사용 중량
2회 반복, 잠시 휴식, 3회 반복, 잠시 휴식, 5회 반복, 잠시 휴식	
2회 반복, 잠시 휴식, 3회 반복, 잠시 휴식, 5회 반복, 잠시 휴식	

배트윙: 훈련 1일차 중량을 사용

10초간 홀드(사용 중량 기록)										

원암 프레스: 가벼운 무게로 웜업 후, 약한 팔부터 훈련 1일차 중량 이용

	사용 중량
2회 반복, 잠시 휴식, 3회 반복, 잠시 휴식, 5회 반복, 잠시 휴식	
2회 반복, 잠시 휴식, 3회 반복, 잠시 휴식, 5회 반복, 잠시 휴식	

버드 독: 오른쪽, 왼쪽을 연습한다. 시간이 지남에 따라 양 무릎을 점점 모은다.

복합 운동: 각 운동당 3회 반복을 실시한다. 중량을 추가적으로 조금 올리고, 총 5라운드를 반복한다. 각 라운드에서 사용한 무게를 기록한다.

로우 | 클린 | 프런트 스쿼트 | 밀리터리 프레스 | 백 스쿼트 | 굿모닝

라운드 1:	라운드 2:	라운드 3:	라운드 4:	라운드 5:

고반복 백 스쿼트: 82페이지를 참고하여 중량을 선택한다.

2세트 30회 반복. 사용 중량 기록: ____________|____________

쿨다운: 스트레칭이나 다른 교정 운동 등, 쿨다운 시기에 사용하는 방법을 기록하라.

____

____

영양 계획 실시(Y/N로 기록)____ 단백질 보충____ 섬유질 보충____ 피시오일 보충____

Week 1, 금요일 - 휴식 날짜 ____________

쇼핑, 계획 정리, 음식 준비

영양 계획 실시(Y/N로 기록)_____ 단백질 보충_____ 섬유질 보충_____ 피시오일 보충_____

비고 ____________________

____

____

▶|◀

Week 1, 토요일 - 재충전 날짜 ____________

10~20분 정도 할 수 있는 양질(quality)의 저강도 움직임을 선택한다. 선택한 운동과 움직임을 하는 중 발견한 사항을 기록하고 다음 '재충전' 날을 위해 해당 사항을 기억하도록 한다.

____

____

____

____

____

____

____

영양 계획 실시(Y/N로 기록)_____ 단백질 보충_____ 섬유질 보충_____ 피시오일 보충_____

비고 ____________________

____

____

Week 1, 일요일 - 훈련 3일차　　　　날짜 ____________

웜업

- ❒ 5분간 부드럽게 움직이기 – 혈액순환
- ❒ 폼롤링(등 중간 부위, IT 밴드, 햄스트링과 고관절 굴곡근)
- ❒ 고관절 굴곡근, 햄스트링, 등 상부와 문제가 있는 부위에 정적 스트레칭
- ❒ 가볍게 몇 차례의 스윙, 가블릿 스쿼트, 그리고 큰 보폭으로 뛰기

벤치 프레스: 웜업을 하고 난 뒤 2-3-5 반복, 지난 워크아웃 중량에서부터 시작

	사용 중량
2회 반복, 잠시 휴식, 3회 반복, 잠시 휴식, 5회 반복, 잠시 휴식	
2회 반복, 잠시 휴식, 3회 반복, 잠시 휴식, 5회 반복, 잠시 휴식	
2회 반복, 잠시 휴식, 3회 반복, 잠시 휴식, 5회 반복, 잠시 휴식	
만약 모든 반복 수를 성공했다면, 다음 워크아웃 때 사용할 중량은:	

배트윙: 훈련 1일차 중량을 사용

10초간 홀드(사용 중량 기록)										

원암 프레스: 가벼운 무게로 웜업 후, 약한 팔부터 훈련 1일차 중량 이용

	사용 중량
2회 반복, 잠시 휴식, 3회 반복, 잠시 휴식, 5회 반복, 잠시 휴식	
2회 반복, 잠시 휴식, 3회 반복, 잠시 휴식, 5회 반복, 잠시 휴식	
2회 반복, 잠시 휴식, 3회 반복, 잠시 휴식, 5회 반복, 잠시 휴식	
만약 모든 반복 수를 성공했다면, 다음 워크아웃 때 사용할 중량은:	

버드 독: 오른쪽, 왼쪽을 연습한다. 시간이 지남에 따라 양 무릎을 점점 모은다.

복합 운동: 각 운동당 5회 반복을 실시한다. 총 2라운드를 반복한다.

로우 | 클린 | 프런트 스쿼트 | 밀리터리 프레스 | 백 스쿼트 | 굿모닝

라운드 1:	라운드 2:

고반복 백 스쿼트: 84페이지를 참고하여 중량을 선택한다.

2세트 30회 반복. 사용 중량 기록: ________ | ________

쿨다운: 스트레칭이나 다른 교정 운동 등, 쿨다운 시기에 사용하는 방법을 기록하라.

____

____

영양 계획 실시(Y/N로 기록)____ 단백질 보충____ 섬유질 보충____ 피시오일 보충____

Week 2

월요일: 휴식

화요일: 재충전

수요일: 훈련 4일

목요일: 휴식

금요일: 재충전

토요일: 훈련 5일

일요일: 휴식

시작 중량, 월요일 ______________

영양 지도:

취침 전 단백질 셰이크 섭취. 61페이지 참고.

프로그램 참고 사항:

주당 두 차례밖에 훈련하지 않지만, 추가적인 단백질 섭취가 많다. 즉 이번 주는 정신적으로 회복을 꾀하고 사이즈 증대를 노리는 중요한 목적을 가진다.

Week 2, 월요일 - 휴식 날짜 ______________

쇼핑, 계획 정리, 음식 준비

영양 계획 실시(Y/N로 기록)_____ 단백질 보충_____ 섬유질 보충_____ 피시오일 보충_____

비고 ____

____

____

▶|◀

Week 2, 화요일 - 재충전 날짜 ______________

10~20분 정도 할 수 있는 양질(quality)의 저강도 움직임을 선택한다. 선택한 운동과 움직임을 하는 중 발견한 사항을 기록하고 다음 '재충전' 날을 위해 해당 사항을 기억하도록 한다.

____

____

____

____

____

____

____

영양 계획 실시(Y/N로 기록)_____ 단백질 보충_____ 섬유질 보충_____ 피시오일 보충_____

비고 ____

____

____

Week 2, 수요일 - 훈련 4일차　　　　　날짜 ____________

웜업

- ❒ 5분간 부드럽게 움직이기 - 혈액순환
- ❒ 폼롤링(등 중간 부위, IT 밴드, 햄스트링과 고관절 굴곡근)
- ❒ 고관절 굴곡근, 햄스트링, 등 상부와 문제가 있는 부위에 정적 스트레칭
- ❒ 가볍게 몇 차례의 스윙, 가블릿 스쿼트, 그리고 큰 보폭으로 뛰기

벤치 프레스: 웜업을 하고 난 뒤 2-3-5 반복 후, 지난 일요일에 사용한 중량으로 가능한 많이 반복한다. 최대 10회.

	사용 중량
2회 반복, 잠시 휴식, 3회 반복, 잠시 휴식, 5회 반복, 잠시 휴식	
2회 반복, 잠시 휴식, 3회 반복, 잠시 휴식, 5회 반복, 잠시 휴식	
지난 일요일에 사용한 중량으로 가능한 많이 반복한다.(최대 10회)	

배트윙: 훈련 1일차 중량을 사용

10초간 홀드(사용 중량 기록)										

원암 프레스: 가벼운 무게로 웜업 후, 약한 팔부터 훈련 1일차 중량 이용

	사용 중량
2회 반복, 잠시 휴식, 3회 반복, 잠시 휴식, 5회 반복, 잠시 휴식	
2회 반복, 잠시 휴식, 3회 반복, 잠시 휴식, 5회 반복, 잠시 휴식	

버드 독: 오른쪽, 왼쪽을 연습한다. 시간이 지남에 따라 양 무릎을 점점 모은다.

복합 운동: 최대한 할 수 있을 만큼 반복하고 다음 운동으로 넘어간다. 총 3라운드를 반복한다. 지난 일요일에 사용한 중량을 이용한다.

로우 | 클린 | 프런트 스쿼트 | 밀리터리 프레스 | 백 스쿼트 | 굿모닝

라운드 1:	라운드 2:	라운드 3:

고반복 백 스쿼트: 86페이지를 참고하여 중량을 선택한다.

3세트 30회 반복. 사용 중량 기록: ________ | ________ | ________

쿨다운: 스트레칭이나 다른 교정 운동 등, 쿨다운 시기에 사용하는 방법을 기록하라.

____

____

영양 계획 실시(Y/N로 기록)____ 단백질 보충____ 섬유질 보충____ 피시오일 보충____

Week 2, 화요일 - 휴식

날짜 ______________________

쇼핑, 계획 정리, 음식 준비

영양 계획 실시(Y/N로 기록)_____ 단백질 보충_____ 섬유질 보충_____ 피시오일 보충_____

비고 ____

____

____

▶|◀

Week 2, 금요일 - 재충전

날짜 ______________________

10~20분 정도 할 수 있는 양질(quality)의 저강도 움직임을 선택한다. 선택한 운동과 움직임을 하는 중 발견한 사항을 기록하고 다음 '재충전' 날을 위해 해당 사항을 기억하도록 한다.

____

____

____

____

____

____

____

영양 계획 실시(Y/N로 기록)_____ 단백질 보충_____ 섬유질 보충_____ 피시오일 보충_____

비고 ____

____

____

Week 2, 토요일 - 훈련 5일차 날짜 ____________

웜업

- ❐ 5분간 부드럽게 움직이기 - 혈액순환
- ❐ 폼롤링(등 중간 부위, IT 밴드, 햄스트링과 고관절 굴곡근)
- ❐ 고관절 굴곡근, 햄스트링, 등 상부와 문제가 있는 부위에 정적 스트레칭
- ❐ 가볍게 몇 차례의 스윙, 가블릿 스쿼트, 그리고 큰 보폭으로 뛰기

벤치 프레스: 웜업을 하고 난 뒤 2-3-5회 반복, 지난 워크아웃에서 사용한 새로운 목표 중량을 이용한다.

	사용 중량
2회 반복, 잠시 휴식, 3회 반복, 잠시 휴식, 5회 반복, 잠시 휴식	
2회 반복, 잠시 휴식, 3회 반복, 잠시 휴식, 5회 반복, 잠시 휴식	
2회 반복, 잠시 휴식, 3회 반복, 잠시 휴식, 5회 반복, 잠시 휴식	

배트윙: 이번엔 조금 더 무거운 중량을 이용한다. 두 견갑골을 서로 조이도록 노력한다.

5초간 홀드(사용 중량 기록)					

원암 프레스: 가벼운 무게로 웜업 후, 약한 팔부터 훈련 1일차 중량 이용

	사용 중량
2회 반복, 잠시 휴식, 3회 반복, 잠시 휴식, 5회 반복, 잠시 휴식	
2회 반복, 잠시 휴식, 3회 반복, 잠시 휴식, 5회 반복, 잠시 휴식	
2회 반복, 잠시 휴식, 3회 반복, 잠시 휴식, 5회 반복, 잠시 휴식	

버드 독: 오른쪽, 왼쪽을 연습한다. 시간이 지남에 따라 양 무릎을 점점 모은다.

복합 운동: 각 운동당 5회 반복, 총 3라운드를 반복한다. 지난 워크아웃에서 다루던 중량을 이용한다.

로우 | 클린 | 프런트 스쿼트 | 밀리터리 프레스 | 백 스쿼트 | 굿모닝

라운드 1:	라운드 2:	라운드 3:

고반복 백 스쿼트: 88~89페이지를 참고하여 중량 및 세트/반복 수를 선택한다.

사용 중량과 반복 수 기록: ________|________|________|________

쿨다운: 스트레칭이나 다른 교정 운동 등, 쿨다운 시기에 사용하는 방법을 기록하라.

____

____

영양 계획 실시(Y/N로 기록)____ 단백질 보충____ 섬유질 보충____ 피시오일 보충____

Week 2, 일요일 - 휴식

날짜 ____________________

쇼핑, 계획 정리, 음식 준비

영양 계획 실시(Y/N로 기록)____ 단백질 보충____ 섬유질 보충____ 피시오일 보충____

비고 ____________________

▶|◀

Week 2가 마무리되었으므로, 내게 맞은 점과 맞지 않은 점을 기록한다.

Week 3

월요일: 재충전

화요일: 훈련 6일

수요일: 휴식

목요일: 재충전

금요일: 훈련 7일

토요일: 휴식

일요일: 재충전

시작 중량, 월요일 ______________

영양 지도:

훈련 전 단백질 1스쿱 추가 섭취. 62페이지 참고.

프로그램 참고 사항:

주당 두 차례밖에 훈련하지 않지만, 추가적인 단백질 섭취가 늘어난다. 즉 이번 주는 정신적으로 회복을 꾀하고 사이즈 증대를 노리는 중요한 목적을 가진다.

Week 3, 월요일 - 재충전 날짜 ____________

10~20분 정도 할 수 있는 양질(quality)의 저강도 움직임을 선택한다. 선택한 운동과 움직임을 하는 중 발견한 사항을 기록하고 다음 '재충전' 날을 위해 해당 사항을 기억하도록 한다.

어제 기록한 노트에서 새로 시도해보거나 기억해야 하는 사항들이 있는가?

영양 계획 실시(Y/N로 기록)_____ 단백질 보충_____ 섬유질 보충_____ 피시오일 보충_____

비고 ____________

Week 3, 화요일 – 훈련 6일차 날짜 ____________________

웜업

- ❐ 5분간 부드럽게 움직이기 – 혈액순환
- ❐ 폼롤링(등 중간 부위, IT 밴드, 햄스트링과 고관절 굴곡근)
- ❐ 고관절 굴곡근, 햄스트링, 등 상부와 문제가 있는 부위에 정적 스트레칭
- ❐ 가볍게 몇 차례의 스윙, 가블릿 스쿼트, 그리고 큰 보폭으로 뛰기

벤치 프레스: 웜업을 하고 난 뒤 2-3-5-10회 반복, 지난 워크아웃에서 사용한 새로운 목표 중량을 이용한다.

	사용 중량
2회 반복, 잠시 휴식, 3회 반복, 잠시 휴식, 5회 반복, 잠시 휴식, 10회까지 반복	
2회 반복, 잠시 휴식, 3회 반복, 잠시 휴식, 5회 반복, 잠시 휴식	
2회 반복, 잠시 휴식, 3회 반복, 잠시 휴식, 5회 반복, 잠시 휴식	

배트윙: 조금 더 무거운 중량을 이용한다. 두 견갑골을 서로 조이도록 노력한다.

5초간 홀드(사용 중량 기록)					

원암 프레스: 가벼운 무게로 웜업 후, 약한 팔부터 좀 더 무거운 중량 이용

	사용 중량
2회 반복, 잠시 휴식, 3회 반복, 잠시 휴식, 5회 반복, 잠시 휴식	
2회 반복, 잠시 휴식, 3회 반복, 잠시 휴식, 5회 반복, 잠시 휴식	
2회 반복, 잠시 휴식, 3회 반복, 잠시 휴식, 5회 반복, 잠시 휴식	

버드 독: 오른쪽, 왼쪽을 연습한다. 시간이 지남에 따라 양 무릎을 점점 모은다.

복합 운동: 각 운동당 5회 반복. 총 5라운드를 반복한다. 가능하다면 지난 워크아웃에서 다루던 중량을 이용한다. 그러나 처음과 마지막 라운드는 조금 가벼운 중량으로 해도 된다.

로우 | 클린 | 프런트 스쿼트 | 밀리터리 프레스 | 백 스쿼트 | 굿모닝

라운드 1:	라운드 2:	라운드 3:	라운드 4:	라운드 5:

고반복 백 스쿼트: 91~92페이지를 참고하여 중량 및 세트/반복 수를 선택한다.

사용 중량과 반복 수 기록: ____________|____________|____________|____________

쿨다운: 스트레칭이나 다른 교정 운동 등, 쿨다운 시기에 사용하는 방법을 기록하라.

____

____

영양 계획 실시(Y/N로 기록)____ 단백질 보충____ 섬유질 보충____ 피시오일 보충____

Week 3, 수요일 - 휴식 날짜 ____________

쇼핑, 계획 정리, 음식 준비

영양 계획 실시(Y/N로 기록)____ 단백질 보충____ 섬유질 보충____ 피시오일 보충____

비고 ____________

____

____

▶|◀

Week 3, 목요일 - 재충전 날짜 ____________

10~20분 정도 할 수 있는 양질(quality)의 저강도 움직임을 선택한다. 선택한 운동과 움직임을 하는 중 발견한 사항을 기록하고 다음 '재충전' 날을 위해 해당 사항을 기억하도록 한다.

____

____

____

____

____

____

____

영양 계획 실시(Y/N로 기록)____ 단백질 보충____ 섬유질 보충____ 피시오일 보충____

비고 ____________

____

____

Week 3, 금요일 - 훈련 7일차 날짜 ____________________

웜업

- ❒ 5분간 부드럽게 움직이기 - 혈액순환
- ❒ 폼롤링(등 중간 부위, IT 밴드, 햄스트링과 고관절 굴곡근)
- ❒ 고관절 굴곡근, 햄스트링, 등 상부와 문제가 있는 부위에 정적 스트레칭
- ❒ 가볍게 몇 차례의 스윙, 가블릿 스쿼트, 그리고 큰 보폭으로 뛰기

벤치 프레스: 웜업을 하고 난 뒤 2회 반복 최대 중량을 한다. 깔끔한 동작으로 고중량 2회 반복한다.

	사용 중량
2회 반복 최대 중량	

배트윙: 지난 워크아웃과 같은 중량을 이용한다. 두 견갑골을 서로 조이도록 노력한다.

10초간 홀드(사용 중량 기록)					

원암 프레스: 가벼운 무게로 웜업 후, 약한 팔부터 지난 워크아웃과 같은 중량을 이용한다.

	사용 중량
2회 반복, 잠시 휴식, 3회 반복, 잠시 휴식, 5회 반복, 잠시 휴식	
2회 반복, 잠시 휴식, 3회 반복, 잠시 휴식, 5회 반복, 잠시 휴식	

버드 독: 오른쪽, 왼쪽을 연습한다. 시간이 지남에 따라 양 무릎을 점점 모은다.

복합 운동: 각 운동당 5회 반복. 총 3라운드를 반복한다. 각 세트에서 무게를 증량한다.

로우 | 클린 | 프런트 스쿼트 | 밀리터리 프레스 | 백 스쿼트 | 굿모닝

라운드 1:	라운드 2:	라운드 3:

고반복 백 스쿼트: 94~95페이지를 참고하여 중량 및 세트/반복 수를 선택한다.

사용 중량과 반복 수 기록: __________|__________|__________|__________

__________|__________|__________|__________

쿨다운: 스트레칭이나 다른 교정 운동 등, 쿨다운 시기에 사용하는 방법을 기록하라.

____

____

영양 계획 실시(Y/N로 기록)____ 단백질 보충____ 섬유질 보충____ 피시오일 보충____

Week 3, 토요일 - 휴식 날짜 ______________

쇼핑, 계획 정리, 음식 준비

영양 계획 실시(Y/N로 기록)_____ 단백질 보충_____ 섬유질 보충_____ 피시오일 보충_____

비고 ____

____

____

▶|◀

Week 3, 일요일 - 재충전 날짜 ______________

10~20분 정도 할 수 있는 양질(quality)의 저강도 움직임을 선택한다. 선택한 운동과 움직임을 하는 중 발견한 사항을 기록하고 다음 '재충전' 날을 위해 해당 사항을 기억하도록 한다.

____

____

____

____

____

____

____

영양 계획 실시(Y/N로 기록)_____ 단백질 보충_____ 섬유질 보충_____ 피시오일 보충_____

비고 ____

____

____

Week 4

월요일: 훈련 8일

화요일: 휴식

수요일: 재충전

목요일: 훈련 9일

금요일: 휴식

토요일: 재충전

일요일: 훈련 10일

시작 중량, 월요일 ______________

영양 지도:

매일 크레아틴 5그램 추가 복용. 63페이지 참고.

Week 4, 월요일 - 훈련 8일차 날짜 ____________

웜업

- ❐ 5분간 부드럽게 움직이기 - 혈액순환
- ❐ 폼롤링(등 중간 부위, IT 밴드, 햄스트링과 고관절 굴곡근)
- ❐ 고관절 굴곡근, 햄스트링, 등 상부와 문제가 있는 부위에 정적 스트레칭
- ❐ 가볍게 몇 차례의 스윙, 가블릿 스쿼트, 그리고 큰 보폭으로 뛰기

벤치 프레스: 웜업을 하고 난 뒤 금요일 2회 반복 최대 중량에서의 무게에서 20파운드 낮은 무게로 2회 반복 5세트로 운동한다.

2회 반복 5세트 중량				

배트윙: 지난 워크아웃과 같은 중량을 이용한다. 또는 조금 더 무거운 중량을 시험해볼 수도 있다.

10초간 홀드(사용 중량 기록)					

원암 프레스: 가벼운 무게로 웜업 후, 약한 팔부터 지난 워크아웃과 같은 중량을 이용한다.

	사용 중량
2회 반복, 잠시 휴식, 3회 반복, 잠시 휴식, 5회 반복, 잠시 휴식	
2회 반복, 잠시 휴식, 3회 반복, 잠시 휴식, 5회 반복, 잠시 휴식	

버드 독: 오른쪽, 왼쪽을 연습한다. 시간이 지남에 따라 양 무릎을 점점 모은다.

복합 운동: 각 운동당 2회 반복. 총 5라운드를 반복한다. 각 세트에서 무게를 증량한다.

로우 | 클린 | 프런트 스쿼트 | 밀리터리 프레스 | 백 스쿼트 | 굿모닝

라운드 1:	라운드 2:	라운드 3:	라운드 4:	라운드 5:

고반복 백 스쿼트: 97~98페이지를 참고하여 중량 및 세트/반복 수를 선택한다.

사용 중량과 반복 수 기록: ________|________|________|________

________|________|________|________

쿨다운: 스트레칭이나 다른 교정 운동 등, 쿨다운 시기에 사용하는 방법을 기록하라.

____

____

영양 계획 실시(Y/N로 기록)____ 단백질 보충____ 섬유질 보충____ 피시오일 보충____

Week 4, 화요일 – 휴식 날짜 ____________

쇼핑, 계획 정리, 음식 준비

영양 계획 실시(Y/N로 기록)_____ 단백질 보충_____ 섬유질 보충_____ 피시오일 보충_____

비고 ____________

____

____

▶|◀

Week 4, 수요일 – 재충전 날짜 ____________

10~20분 정도 할 수 있는 양질(quality)의 저강도 움직임을 선택한다. 선택한 운동과 움직임을 하는 중 발견한 사항을 기록하고 다음 '재충전' 날을 위해 해당 사항을 기억하도록 한다.

____

____

____

____

____

____

____

영양 계획 실시(Y/N로 기록)_____ 단백질 보충_____ 섬유질 보충_____ 피시오일 보충_____

비고 ____________

____

____

Week 4, 화요일 - 훈련 9일차 날짜 ____________________

웜업

- ❒ 5분간 부드럽게 움직이기 - 혈액순환
- ❒ 폼롤링(등 중간 부위, IT 밴드, 햄스트링과 고관절 굴곡근)
- ❒ 고관절 굴곡근, 햄스트링, 등 상부와 문제가 있는 부위에 정적 스트레칭
- ❒ 가볍게 몇 차례의 스윙, 가블릿 스쿼트, 그리고 큰 보폭으로 뛰기

벤치 프레스: 웜업을 하고 난 뒤 금요일 2회 반복 최대 중량에서의 무게에서 20파운드 낮은 무게로 2회 반복 5세트로 운동한다.

2회 반복 5세트 중량				

배트윙: 지난 워크아웃과 같은 중량을 이용한다. 또는 조금 더 무거운 중량을 시험해볼 수도 있다.

10초간 홀드(사용 중량 기록)					

원암 프레스: 가벼운 무게로 웜업 후, 약한 팔부터 지난 워크아웃과 같은 중량을 이용한다.

	사용 중량
2회 반복, 잠시 휴식, 3회 반복, 잠시 휴식, 5회 반복, 잠시 휴식	
2회 반복, 잠시 휴식, 3회 반복, 잠시 휴식, 5회 반복, 잠시 휴식	
2회 반복, 잠시 휴식, 3회 반복, 잠시 휴식, 5회 반복, 잠시 휴식	

버드 독: 오른쪽, 왼쪽을 연습한다. 시간이 지남에 따라 양 무릎을 점점 모은다.

복합 운동: 각 운동당 2회 반복, 총 3라운드를 반복한다. 월요일 마지막 라운드 무게로 시작하여 각 세트에서 무게를 증량한다.

로우 | 클린 | 프런트 스쿼트 | 밀리터리 프레스 | 백 스쿼트 | 굿모닝

라운드 1:	라운드 2:	라운드 3:

고반복 백 스쿼트: 100~101페이지를 참고하여 중량 및 세트/반복 수를 선택한다.

사용 중량과 반복 수 기록: ________ | ________ | ________ | ________

________ | ________ | ________ | ________

쿨다운: 스트레칭이나 다른 교정 운동 등, 쿨다운 시기에 사용하는 방법을 기록하라.

____

____

영양 계획 실시(Y/N로 기록)____ 단백질 보충____ 섬유질 보충____ 피시오일 보충____

Week 4, 금요일 - 휴식 날짜 ____________________

쇼핑, 계획 정리, 음식 준비

영양 계획 실시(Y/N로 기록)_____ 단백질 보충_____ 섬유질 보충_____ 피시오일 보충_____

비고 ____

____

____

▶|◀

Week 4, 토요일 - 재충전 날짜 ____________________

10~20분 정도 할 수 있는 양질(quality)의 저강도 움직임을 선택한다. 선택한 운동과 움직임을 하는 중 발견한 사항을 기록하고 다음 '재충전' 날을 위해 해당 사항을 기억하도록 한다.

____

____

____

____

____

____

____

영양 계획 실시(Y/N로 기록)_____ 단백질 보충_____ 섬유질 보충_____ 피시오일 보충_____

비고 ____

____

____

Week 4, 일요일 - 훈련 10일차 날짜 ____________________

웜업

- ❒ 5분간 부드럽게 움직이기 - 혈액순환
- ❒ 폼롤링(등 중간 부위, IT 밴드, 햄스트링과 고관절 굴곡근)
- ❒ 고관절 굴곡근, 햄스트링, 등 상부와 문제가 있는 부위에 정적 스트레칭
- ❒ 가볍게 몇 차례의 스윙, 가블릿 스쿼트, 그리고 큰 보폭으로 뛰기

벤치 프레스: 웜업을 하고 난 뒤 지난 워크아웃 중량으로 2-3-5회 반복 2세트로 운동한다.

	사용 중량
2회 반복, 잠시 휴식, 3회 반복, 잠시 휴식, 5회 반복, 잠시 휴식	
2회 반복, 잠시 휴식, 3회 반복, 잠시 휴식, 5회 반복, 잠시 휴식	

배트윙: 조금 더 무거운 중량을 이용한다.

10초간 홀드(사용 중량 기록)					

원암 프레스: 가벼운 무게로 웜업 후, 약한 팔부터 지난 워크아웃과 같은 중량을 이용한다.

	사용 중량
2회 반복, 잠시 휴식, 3회 반복, 잠시 휴식, 5회 반복, 잠시 휴식	
2회 반복, 잠시 휴식, 3회 반복, 잠시 휴식, 5회 반복, 잠시 휴식	

버드 독: 오른쪽, 왼쪽을 연습한다. 시간이 지남에 따라 양 무릎을 점점 모은다.

복합 운동: 각 운동당 2회 반복, 총 5라운드를 반복한다. 목요일에서 사용한 중량 중 가장 무거운 중량을 이용한다.

로우 | 클린 | 프런트 스쿼트 | 밀리터리 프레스 | 백 스쿼트 | 굿모닝

라운드 1:	라운드 2:	라운드 3:	라운드 4:	라운드 5:

고반복 백 스쿼트: 103~104페이지를 참고하여 중량 및 세트/반복 수를 선택한다.

사용 중량과 반복 수 기록: ____________|____________|____________|____________

쿨다운: 스트레칭이나 다른 교정 운동 등, 쿨다운 시기에 사용하는 방법을 기록하라.

____

____

영양 계획 실시(Y/N로 기록)____ 단백질 보충____ 섬유질 보충____ 피시오일 보충____

Week 5

월요일: 휴식

화요일: 재충전

수요일: 훈련 11일

목요일: 휴식

금요일: 재충전

토요일: 훈련 12일

일요일: 휴식

시작 중량, 월요일 ______________

영양 지도:

매일 아침 단백질 2스쿱 추가 섭취. 64페이지 참고.

프로그램 참고 사항:

영양 지도를 정확히 따른다면, 하루에 단백질 5스쿱과 어느 정도의 크레아틴을 섭취하게 되는 것이다. 자, 이제 성장에 박차를 가해보자!

Week 5, 월요일 - 휴식

날짜 ____________________

쇼핑, 계획 정리, 음식 준비

영양 계획 실시(Y/N로 기록)_____ 단백질 보충_____ 섬유질 보충_____ 피시오일 보충_____

비고 ____

____

____

▶|◀

Week 5, 화요일 - 재충전

날짜 ____________________

10~20분 정도 할 수 있는 양질(quality)의 저강도 움직임을 선택한다. 선택한 운동과 움직임을 하는 중 발견한 사항을 기록하고 다음 '재충전' 날을 위해 해당 사항을 기억하도록 한다.

____

____

____

____

____

____

____

영양 계획 실시(Y/N로 기록)_____ 단백질 보충_____ 섬유질 보충_____ 피시오일 보충_____

비고 ____

____

____

Week 5, 수요일 - 훈련 11일차　　　　날짜 ____________

웜업

- ❒ 5분간 부드럽게 움직이기 – 혈액순환
- ❒ 폼롤링(등 중간 부위, IT 밴드, 햄스트링과 고관절 굴곡근)
- ❒ 고관절 굴곡근, 햄스트링, 등 상부와 문제가 있는 부위에 정적 스트레칭
- ❒ 가볍게 몇 차례의 스윙, 가블릿 스쿼트, 그리고 큰 보폭으로 뛰기

벤치 프레스: 웜업을 하고 난 뒤 2회 반복 최대 중량을 한다. 깔끔한 동작으로 고중량 2회 반복한다.

	사용 중량
2회 반복 최대 중량	

배트윙: 좀 더 무거운 중량을 사용한다.

10초간 홀드(사용 중량 기록)					

원암 프레스: 가벼운 무게로 웜업 후, 약한 팔부터 지난 워크아웃과 같은 중량을 이용한다.

	사용 중량
2회 반복, 잠시 휴식, 3회 반복, 잠시 휴식, 5회 반복, 잠시 휴식	
2회 반복, 잠시 휴식, 3회 반복, 잠시 휴식, 5회 반복, 잠시 휴식	

버드 독: 오른쪽, 왼쪽을 연습한다. 시간이 지남에 따라 양 무릎을 점점 모은다.
복합 운동: 각 운동당 5회 반복. 총 3라운드를 반복한다. 첫 라운드는 가볍게 시작하고 마지막 라운드는 지난 마지막 라운드 무게에 맞춘다.

로우 | 클린 | 프런트 스쿼트 | 밀리터리 프레스 | 백 스쿼트 | 굿모닝

라운드 1:	라운드 2:	라운드 3:

고반복 백 스쿼트: 106~107페이지를 참고하여 중량 및 세트/반복 수를 선택한다.

사용 중량과 반복 수 기록: __________ | __________ | __________ | __________

쿨다운: 스트레칭이나 다른 교정 운동 등, 쿨다운 시기에 사용하는 방법을 기록하라.

____

____

영양 계획 실시(Y/N로 기록)____ 단백질 보충____ 섬유질 보충____ 피시오일 보충____

Week 5, 목요일 - 휴식 날짜 ______________

쇼핑, 계획 정리, 음식 준비

영양 계획 실시(Y/N로 기록)_____ 단백질 보충_____ 섬유질 보충_____ 피시오일 보충_____

비고 ______________

▶|◀

Week 5, 금요일 - 재충전 날짜 ______________

10~20분 정도 할 수 있는 양질(quality)의 저강도 움직임을 선택한다. 선택한 운동과 움직임을 하는 중 발견한 사항을 기록하고 다음 '재충전' 날을 위해 해당 사항을 기억하도록 한다.

영양 계획 실시(Y/N로 기록)_____ 단백질 보충_____ 섬유질 보충_____ 피시오일 보충_____

비고 ______________

Week 5, 토요일 - 훈련 12일차 날짜 ____________

웜업

- ❒ 5분간 부드럽게 움직이기 - 혈액순환
- ❒ 폼롤링(등 중간 부위, IT 밴드, 햄스트링과 고관절 굴곡근)
- ❒ 고관절 굴곡근, 햄스트링, 등 상부와 문제가 있는 부위에 정적 스트레칭
- ❒ 가볍게 몇 차례의 스윙, 가블릿 스쿼트, 그리고 큰 보폭으로 뛰기

벤치 프레스: 웜업을 하고 난 뒤 수요일 2회 반복 최대 중량에서의 무게에서 20파운드 낮은 무게로 2회 반복 5세트로 운동한다.

2회 반복 5세트 중량				

배트윙: 좀 더 무거운 중량 사용

5~10초간 홀드(사용 중량 기록)					

원암 프레스: 가벼운 무게로 웜업 후, 약한 팔부터 지난 워크아웃과 같은 중량을 이용한다.

	사용 중량
2회 반복, 잠시 휴식, 3회 반복, 잠시 휴식, 5회 반복, 잠시 휴식	
2회 반복, 잠시 휴식, 3회 반복, 잠시 휴식, 5회 반복, 잠시 휴식	
2회 반복, 잠시 휴식, 3회 반복, 잠시 휴식, 5회 반복, 잠시 휴식	

버드 독: 오른쪽, 왼쪽을 연습한다. 시간이 지남에 따라 양 무릎을 점점 모은다.

복합 운동: 각 운동당 3회 반복. 총 3라운드를 반복한다. 수요일 운동 중 가장 무거운 중량을 사용한다.

로우 | 클린 | 프런트 스쿼트 | 밀리터리 프레스 | 백 스쿼트 | 굿모닝

라운드 1:	라운드 2:	라운드 3:

고반복 백 스쿼트: 109~110페이지를 참고하여 중량 및 세트/반복 수를 선택한다.

사용 중량과 반복 수 기록: ____________|____________|____________|____________

쿨다운: 스트레칭이나 다른 교정 운동 등, 쿨다운 시기에 사용하는 방법을 기록하라.

____

____

영양 계획 실시(Y/N로 기록)_____ 단백질 보충_____ 섬유질 보충_____ 피시오일 보충_____

Week 5, 일요일 - 휴식

날짜 ____________________

쇼핑, 계획 정리, 음식 준비

영양 계획 실시(Y/N로 기록)_____ 단백질 보충_____ 섬유질 보충_____ 피시오일 보충_____

비고 ____

____

____

▶|◀

5주간의 훈련을 마무리하고, 이제 단 한 주를 남겨둔 시점에서, 완벽한 마무리를 위해 재집중의 시간을 가지도록 한다. 지난 훈련을 거치는 동안 성장을 지연시키거나 퇴보시키는 요소로 어떤 것들이 있었는지를 생각해보고 마지막 주를 밀어붙이기 위해 이러한 요소들을 고칠 수 있는 방안을 모색하도록 한다.

Week 6

월요일: 재충전

화요일: 훈련 13일

수요일: 휴식

목요일: 재충전

금요일: 훈련 14일

토요일: 휴식

일요일: 재충전

시작 중량, 월요일 ________________

영양 지도:

훈련 전 단백질 1스쿱 추가 섭취. 64페이지 참고.

프로그램 참고 사항:

워크아웃을 마치고 단백질 1스쿱을 추가로 섭취한다. 64페이지 참고.

Week 6, 월요일 - 재충전　　　　　　　　날짜 ______________

10~20분 정도 할 수 있는 양질(quality)의 저강도 움직임을 선택한다. 선택한 운동과 움직임을 하는 중 발견한 사항을 기록하고 다음 '재충전' 날을 위해 해당 사항을 기억하도록 한다.

이번 주를 성공적으로 마무리하기 위해, 어제 작성한 노트 중 기억할 사항이 있는가?

영양 계획 실시(Y/N로 기록)_____ 단백질 보충_____ 섬유질 보충_____ 피시오일 보충_____

비고 ______________

Week 6, 화요일 - 훈련 13일차　　　　날짜 ____________

웜업

- ❒ 5분간 부드럽게 움직이기 - 혈액순환
- ❒ 폼롤링(등 중간 부위, IT 밴드, 햄스트링과 고관절 굴곡근)
- ❒ 고관절 굴곡근, 햄스트링, 등 상부와 문제가 있는 부위에 정적 스트레칭
- ❒ 가볍게 몇 차례의 스윙, 가블릿 스쿼트, 그리고 큰 보폭으로 뛰기

벤치 프레스: 웜업을 하고 난 뒤 지난 일요일에 사용한 것과 같은 중량으로 3회 반복 5세트

3회 반복 5 세트 중량				

배트윙: 평소 다루는 중량으로

10초간 홀드(사용 중량 기록)					

원암 프레스: 가벼운 무게로 웜업 후, 약한 팔부터 지난 워크아웃과 같은 중량을 이용한다.

	사용 중량
2회 반복, 잠시 휴식, 3회 반복, 잠시 휴식, 5회 반복, 잠시 휴식	
2회 반복, 잠시 휴식, 3회 반복, 잠시 휴식, 5회 반복, 잠시 휴식	
2회 반복, 잠시 휴식, 3회 반복, 잠시 휴식, 5회 반복, 잠시 휴식	

버드 독: 오른쪽, 왼쪽을 연습한다. 시간이 지남에 따라 양 무릎을 점점 모은다.

복합 운동: 각 운동당 2회 반복. 총 5라운드를 반복한다. 지금까지 사용한 중량 중 가장 무거운 무게를 이용한다.

로우 | 클린 | 프런트 스쿼트 | 밀리터리 프레스 | 백 스쿼트 | 굿모닝

라운드 1:	라운드 2:	라운드 3:	라운드 4:	라운드 5:

고반복 백 스쿼트: 112~113페이지를 참고하여 중량 및 세트/반복 수를 선택한다.

사용 중량과 반복 수 기록: ________|________|________|________

________|________|________|________

쿨다운: 스트레칭이나 다른 교정 운동 등, 쿨다운 시기에 사용하는 방법을 기록하라.

____

____

영양 계획 실시(Y/N로 기록)_____ 단백질 보충_____ 섬유질 보충_____ 피시오일 보충_____

Week 6, 수요일 - 휴식 날짜 ________

쇼핑, 계획 정리, 음식 준비

영양 계획 실시(Y/N로 기록)____ 단백질 보충____ 섬유질 보충____ 피시오일 보충____

비고 ________

▶|◀

Week 6, 목요일 - 재충전 날짜 ________

10~20분 정도 할 수 있는 양질(quality)의 저강도 움직임을 선택한다. 선택한 운동과 움직임을 하는 중 발견한 사항을 기록하고 다음 '재충전' 날을 위해 해당 사항을 기억하도록 한다.

영양 계획 실시(Y/N로 기록)____ 단백질 보충____ 섬유질 보충____ 피시오일 보충____

비고 ________

Week 6, 금요일 - 훈련 14일차 날짜 ____________________

웜업

- ❒ 5분간 부드럽게 움직이기 - 혈액순환
- ❒ 폼롤링(등 중간 부위, IT 밴드, 햄스트링과 고관절 굴곡근)
- ❒ 고관절 굴곡근, 햄스트링, 등 상부와 문제가 있는 부위에 정적 스트레칭
- ❒ 가볍게 몇 차례의 스윙, 가블릿 스쿼트, 그리고 큰 보폭으로 뛰기

벤치 프레스: 웜업을 하고 난 뒤 114페이지를 참고한다.

Max Bench: ______________ 또는

	사용 중량
2회 반복, 잠시 휴식, 3회 반복, 잠시 휴식, 5회 반복, 잠시 휴식, 그리고 최대 반복 수(최대 10회)를 시도한다.	
2회 반복, 잠시 휴식, 3회 반복, 잠시 휴식, 5회 반복, 잠시 휴식	

배트윙: 평소 다루는 중량으로

10초간 홀드(사용 중량 기록)					

원암 프레스: 가벼운 무게로 웜업 후, 약한 팔부터 지난 워크아웃보다 좀 더 무거운 중량을 이용한다.

	사용 중량
2회 반복, 잠시 휴식, 3회 반복, 잠시 휴식, 5회 반복, 잠시 휴식	
2회 반복, 잠시 휴식, 3회 반복, 잠시 휴식, 5회 반복, 잠시 휴식	

버드 독: 오른쪽, 왼쪽을 연습한다. 시간이 지남에 따라 양 무릎을 점점 모은다.

복합 운동: 각 운동당 2회 반복. 총 3라운드를 반복한다. 적당한 중량을 선택한다.

로우 | 클린 | 프런트 스쿼트 | 밀리터리 프레스 | 백 스쿼트 | 굿모닝

라운드 1:	라운드 2:	라운드 3:

고반복 백 스쿼트: 115~116페이지를 참고하여 중량 및 세트/반복 수를 선택한다.

사용 중량과 반복 수 기록: __________|__________|__________|__________

쿨다운: 스트레칭이나 다른 교정 운동 등, 쿨다운 시기에 사용하는 방법을 기록하라.

____

____

영양 계획 실시(Y/N로 기록)____ 단백질 보충____ 섬유질 보충____ 피시오일 보충____

Week 6, 토요일 - 휴식 날짜 ____________________

쇼핑, 계획 정리, 음식 준비

영양 계획 실시(Y/N로 기록)_____ 단백질 보충_____ 섬유질 보충_____ 피시오일 보충_____

비고 ____

____

____

▶|◀

Week 6, 일요일 - 재충전 날짜 ____________________

10~20분 정도 할 수 있는 양질(quality)의 저강도 움직임을 선택한다. 선택한 운동과 움직임을 하는 중 발견한 사항을 기록하고 다음 '재충전' 날을 위해 해당 사항을 기억하도록 한다.

____

____

____

____

____

____

____

영양 계획 실시(Y/N로 기록)_____ 단백질 보충_____ 섬유질 보충_____ 피시오일 보충_____

비고 ____

____

____

Week 7

프로그램 평가

시작 중량, 월요일 ______________

이번 주 훈련을 계획하기에 앞서, 65페이지의 평가에 대한 내용을 살펴보도록 하라. 다음 페이지의 노트란을 이용하여 지난 6주의 훈련 동안 머릿속에 맴돌았던 생각들을 기록하라. 오늘은 그리 중요하게 느껴지지 않겠지만, 내년 이 프로그램을 다시 시작하려 할 때 무엇이 도움이 되고, 무엇이 그렇지 못했는지에 대해 썼던 생각들에 고마움을 느끼게 될 것이다.

지난 6주를 솔직하게 돌아봤을 때 어떤 부분이 효과가 있었나? 어떤 한 선택 사항이 나머지 모두보다 나았나? 다음 사항의 순위를 매겨보는 것도 나쁘지 않을 것이다.

가장 좋았던 순서

______ 취침 전 단백질 섭취
______ 워크아웃 전 단백질 섭취
______ 크레아틴
______ 아침 기상 시 단백질 섭취
______ 워크아웃 후 단백질 섭취

훈련에서 했던 운동들에 대해서도 생각해보자. 우리가 했던 운동은 다음과 같다.

리프팅 4가지(사실은 2가지)
복합 운동
고반복 스쿼트

만약 훈련을 발전시킨다면, 미래의 트레이닝에선 어떻게 운동을 구성해야 할까?

Note:

Note:

| 역자 소개 |

김수웅

경희대학교 스포츠의학과 졸업
단국대학교 스포츠과학대학원 졸업
전) 호텔신라 반트 퍼스널트레이너
현) 에이스프라이빗짐 대표
FRC mobility specialist
DVRT ultimate sandbag instructor
SFG1,2 instructor
NSCA-CPT
운동사(개인체력, 임상운동, 스포츠재활)

김태하

단국대학교 스포츠과학대학원 스포츠의학과 졸업
경희대학교 스포츠의학과 졸업
101아카데미 교육팀장
전)서울케틀벨&바벨 대표
생활체육지도자 3급(보디빌딩)
Stick Mobility Coach
KETAcademy 러시아 케틀벨스포츠 레벨1 코치
MovNat level 2 Certified Trainer
FMS
NASM-GFS
KEMA Advanced 수료

이제승

단국대학교 스포츠과학대학원 스포츠의학과 졸업
101트레이너아카데미 원장
전) 대한체육직업전문학교 운동처방사양성과정 교수
Animal Flow Master Instructor
건강운동관리사
CSCS
영양사
선수트레이너
Movnat 2

조욱래

한국체육대학교 사회체육대학원 건강관리 석사
전) JDI 스포츠 재활센터 트레이너
전) 현대캐피탈 스카이워커스 프로배구단 선수트레이너
전) 호텔신라 반트 강사(AT 사내 교육강사)
현) MOST PT Lab 대표
자격) 생활체육지도자 3급(보디빌딩)
운동사(개인/임상/스포츠재활)
선수트레이너(선수트레이너협회)
NSCA-CPT (퍼스널트레이너)
SFG level 2(케틀벨 인스트럭터)
SFB (바디웨이트 인스트럭터)
SFL (바벨웨이트리프팅 인스트럭터)
GFM(Ground Force Method 인스트럭터)
FMS(움직임 기능테스트)
불가리안 백 인스트럭터
IPF(파워리프팅) 2급
Korea Power Lifting -83 Silver Title
DVRT level 1(샌드백트레이닝 코치)
번역)『파워투더피플!』,『비욘드보디빌딩』,『스트롱커브스』

차민기

상지대학교 한의학과 학사 졸업
한국체육대학교 사회체육대학원 건강관리 석사
현)광동한방병원 통증재활센터 진료원장
SFG level 2(케틀벨 인스트럭터)
SFB(바디웨이트 인스트럭터)
SFL(바벨웨이트리프팅 인스트럭터)
FMSc
SFMA
NASM CES/PES

Mass Made Simple
A Six-Week Journey into Bulking

Dan John

매스 메이드 심플

벌크업을 향한 6주간의 여정

1판 1쇄 펴냄: 2017년 7월 17일

지은이: 댄 존
옮긴이: 김수웅, 김태하, 이제승, 조욱래, 차민기
펴낸이: 권오현
펴낸곳: 대성의학사

출판등록 2009년 6월 22일(제301-2013-095호)
서울특별시 중구 을지로 126-1 (을지로3가, 3층)
전화 02)2279-3444 / 팩스 02)2285-0108
Homepage www.medibook.co.kr

값 13,000원

ISBN 978-89-97436-63-7(13690)